病院では治らない!?

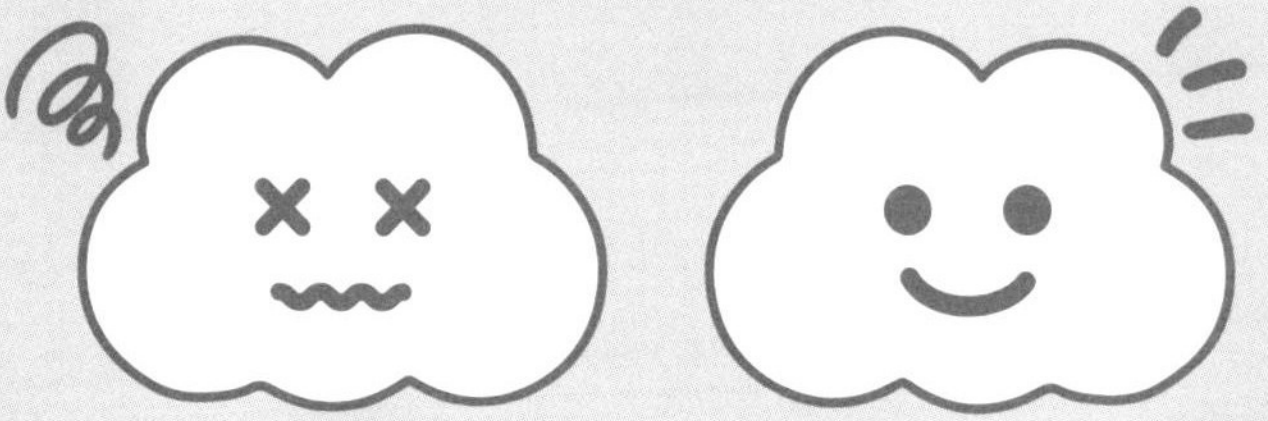

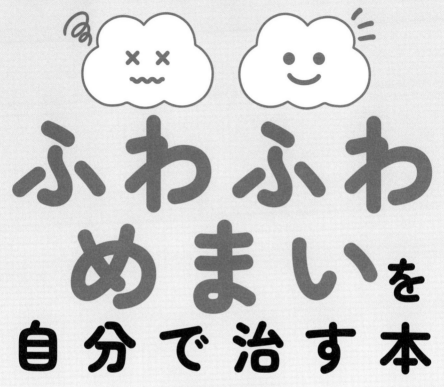

ふわふわめまいを自分で治す本

自律神経専門鍼灸師
小塚高文

自由国民社

読む前にやってみよう

ふわふわめまいの症状を消す！

風《ふう》池《ち》のツボ押し

ふわふわめまいに
苦しんでいるみなさん！
本書を読む前に
この風池のツボ押しを
ぜひやってみてください。
これは応急処置としての
セルフケアですが、
ふわふわめまいをすぐに
改善できますよ！

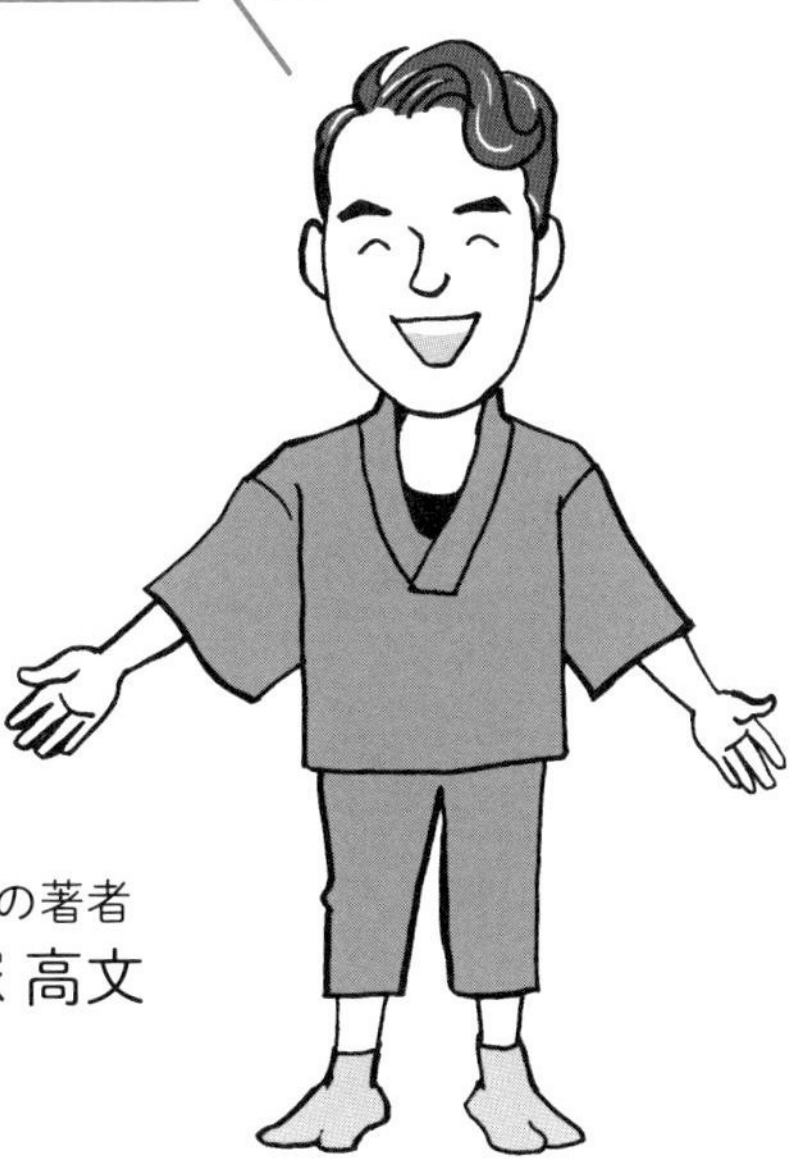

本書の著者
小塚 高文

ふわふわめまいをいますぐ楽にするセルフケア

風《ふう》池《ち》のツボ押し

効果

突然起こるふわふわめまいの症状を
その場ですぐに鎮めることができる。
パニック障害の発作にも有効

目的

外出中や運転時に
「ふわふわめまいの症状が出たらどうしよう？」
と不安を持つ患者は多い。
このセルフケアを知ることで急場をしのぐことができ、
また安心感を持てるようにもなる

解説＆やり方を
動画でチェック

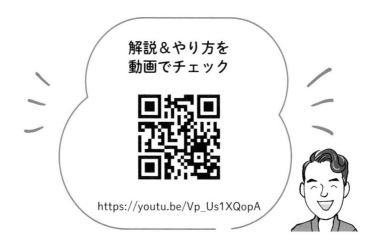

https://youtu.be/Vp_Us1XQopA

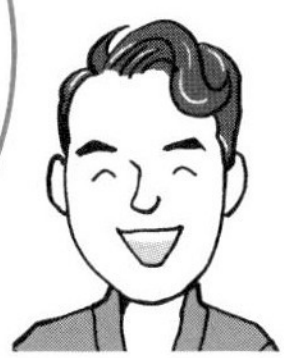

風池のツボ押しのやり方

1 風池のツボを探す

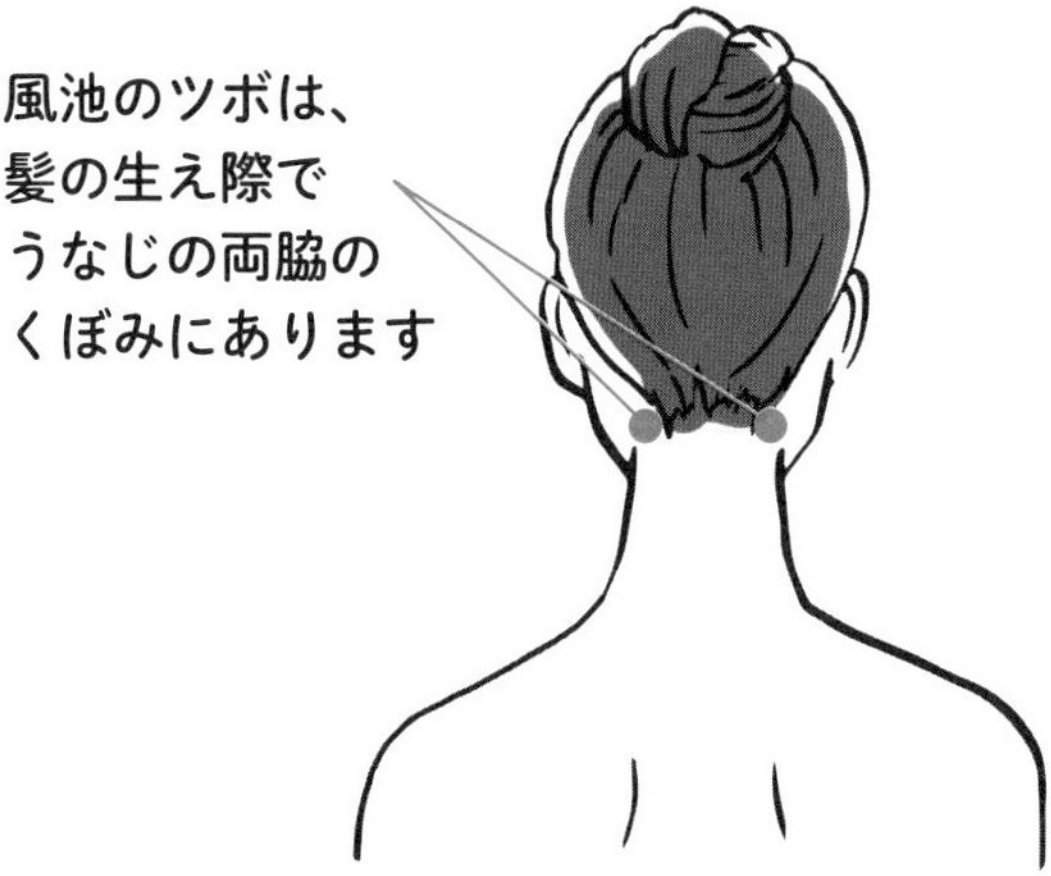
風池のツボは、
髪の生え際で
うなじの両脇の
くぼみにあります

2 指をそろえる（ツボは、親指以外の4本指で押す）

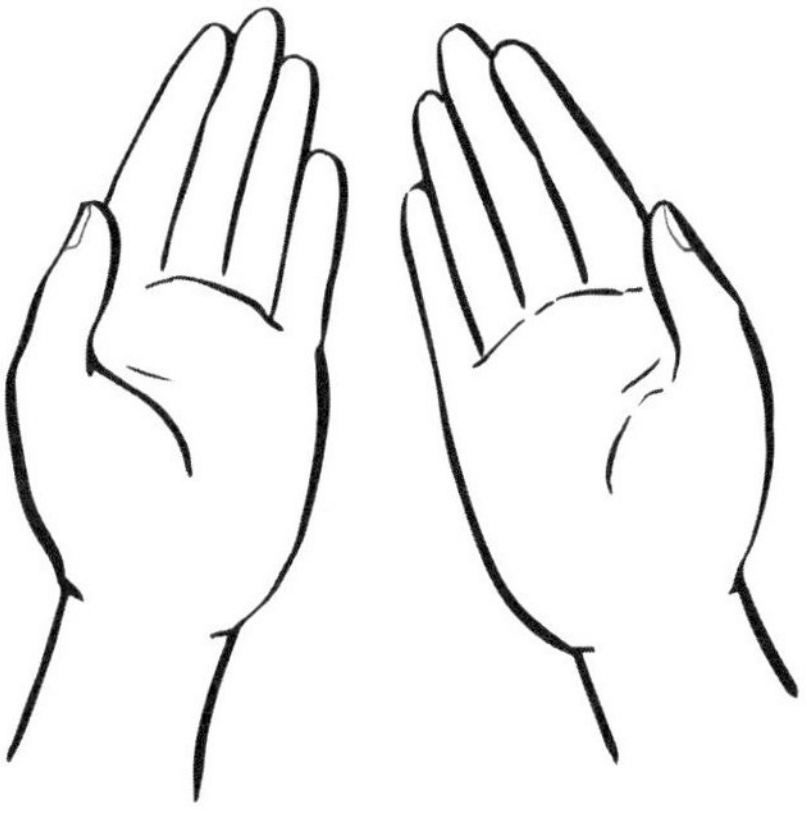

3 ４本指で風池のツボを軽めに押しながら……

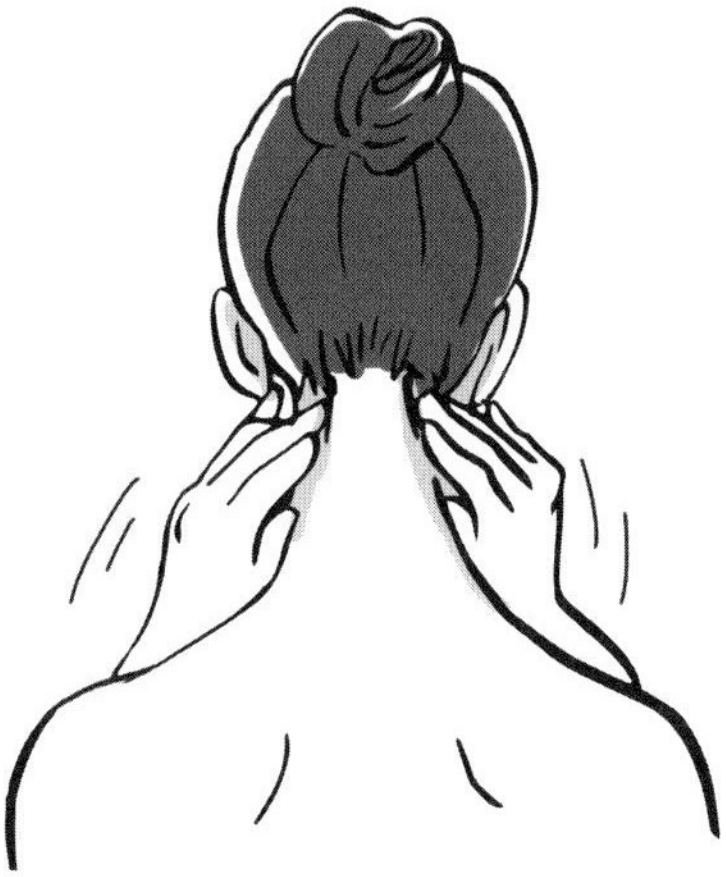

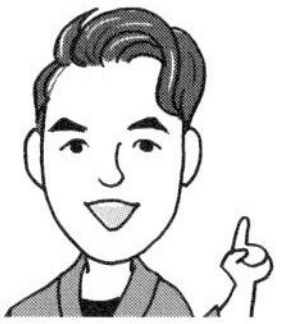

いかがですか？
この方法は、あくまで応急処置としての対処療法ですが、
急なふわふわめまいの改善にはとても有効です。

4 少し頭を上げて、鼻から息を吸って口から吐く

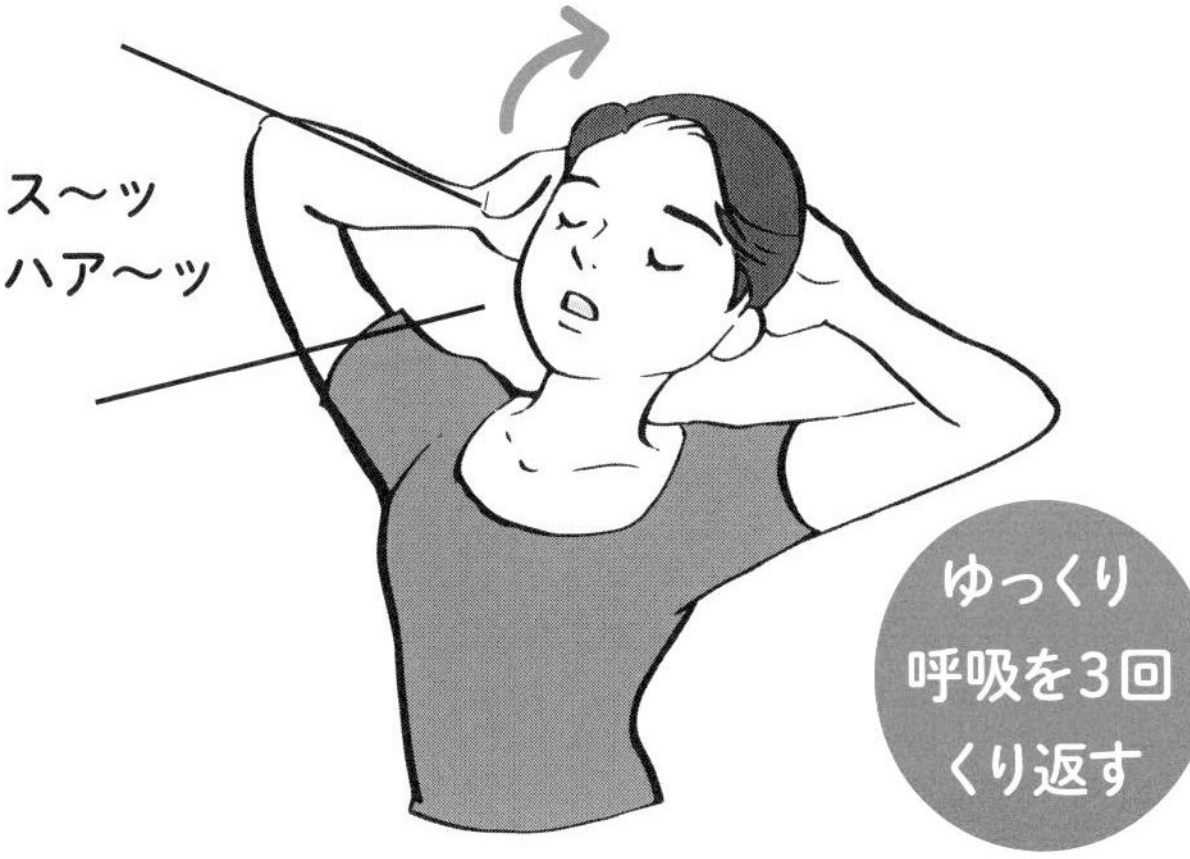

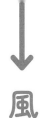

めまいとの関係が深い
風池のツボの解説

東洋医学では、
風池はめまいとの関係性が
深いとされるツボです。
下腹部と脚の血行障害がの
ぼせの直接的な原因となる
肩や首の筋肉のコリを引き
起こしますが、そのコリの
中心部となるのが
風池のツボです！
ツボ押しだけでなく、
冷やすのもいい方法です

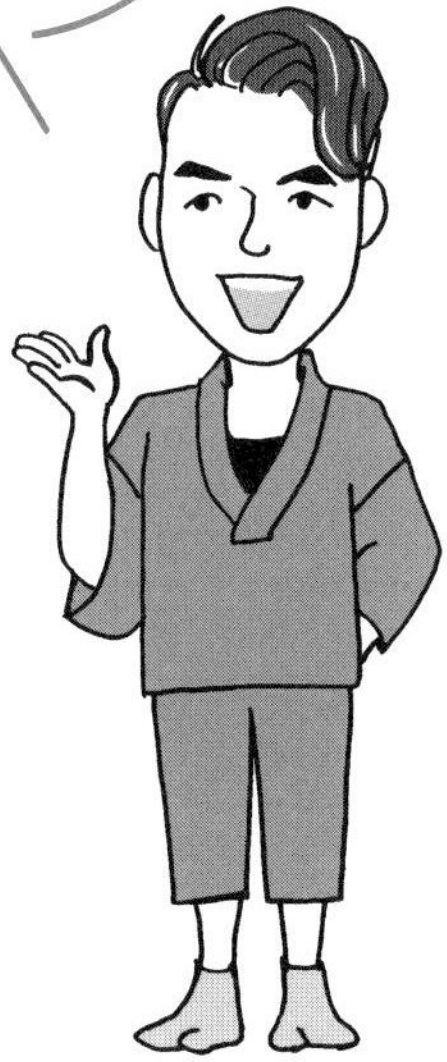

風池を冷やす方法も
同様の効果があります

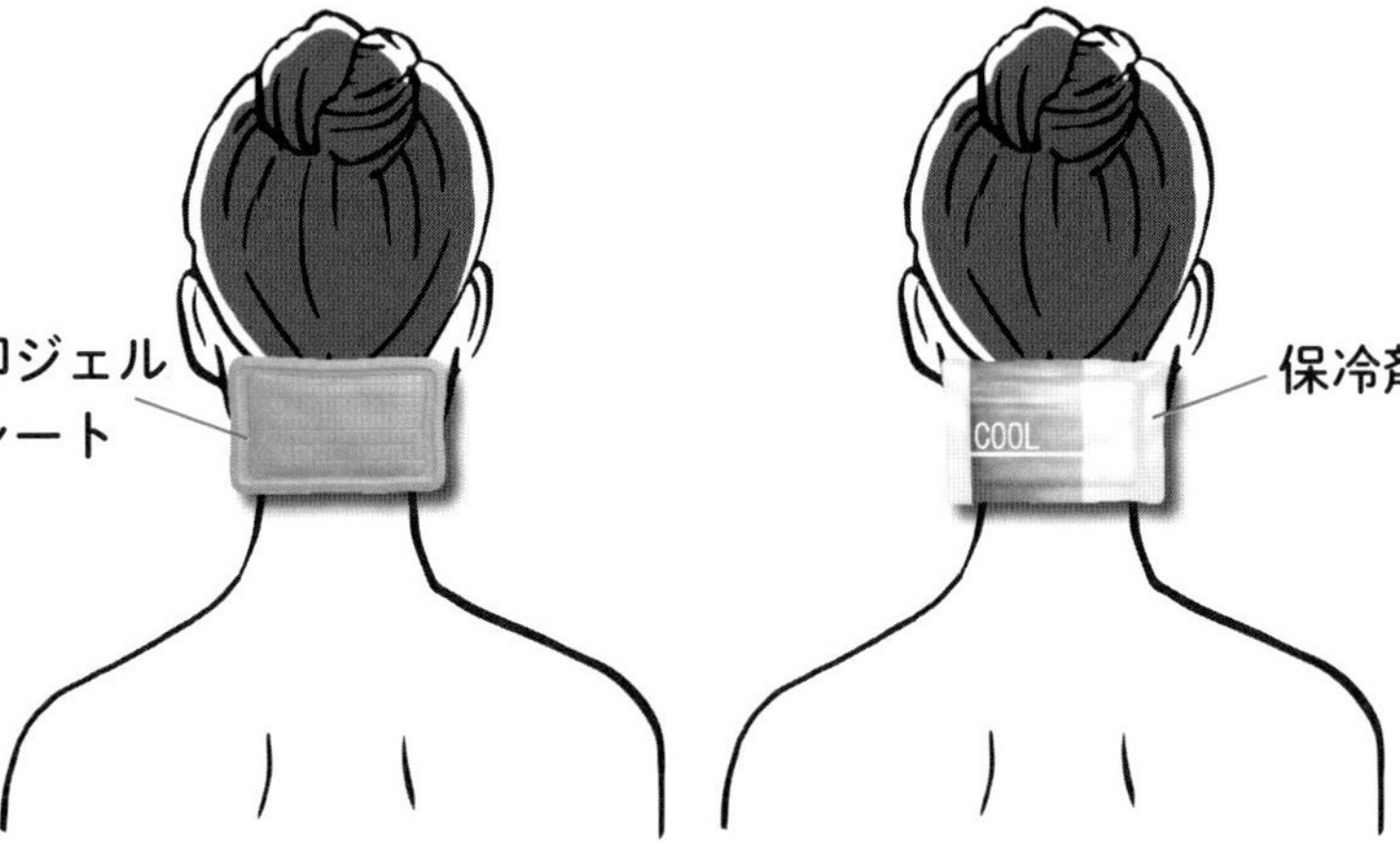

注意事項

風池のツボ押しや冷やす方法は、
ふわふわめまいの突発的な症状を鎮める
応急処置としては大変有効ですが、
根本的な改善にはなりません

寒い日の朝に出る
強いふわふわ感には、
カイロを使うセルフ
ケアが有効です！
→77ページ参照

本編では、ふわふわめまいを
根本的に改善するセルフケアを
ご紹介します！

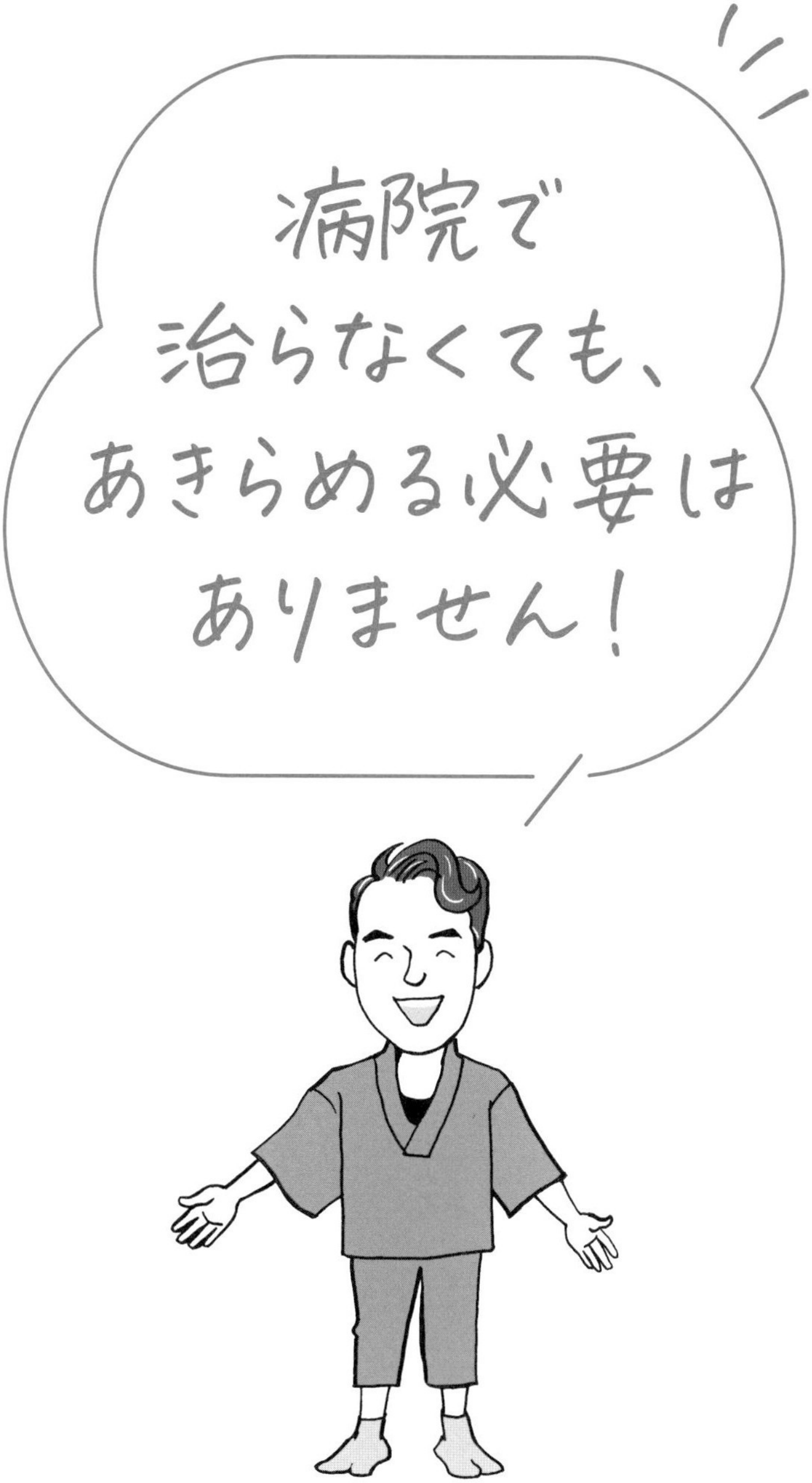
病院で
治らなくても、
あきらめる必要は
ありません！

はじめに

めまいという症状は、全人口の約20％の人が経験するとされ、65歳以上の高齢者では約30％の人が苦しめられているといわれています。

その原因はさまざまですが、本書で取り上げる「ふわふわめまい」は病院で医師の診察を受けても原因不明と診断されることが多いめまいです。

私は、パニック障害や不安障害など自律神経系の病気を専門にする鍼灸院を経営していて、毎日多くの患者さんと接しています。

その中で、パニック障害や不安障害の患者さんは、めまいの症状にも悩まされており、特にふわふわめまいの症状に苦しむ人が多いことに気づきました。

2022年、体と呼吸を整えることでパニック障害や不安障害を改善する方法をまとめた『パニックくんと不安くん』(自由国民社)という本を出版しました。
しかし、真の意味で患者さんを救うためには、パニック障害や不安障害にとどまらず、その前段階に多くみられる……その中でも顕著に多いふわふわめまいを治すことが必要不可欠と考え、本書を制作しました。

めまいの症状には、大きく分類して3つのタイプがあります。

ふわふわめまいは、「浮動性めまい」(または「浮遊性めまい」)とも呼ばれます。文字通り、体がふわふわして感じられ、まるで雲の上を歩いているようなおぼつかなさを覚えます。

ぐるぐるするめまいは、「回転性めまい」と呼ばれます。自分は動いていないのに周囲の景色が回っているように感じます。天井や空が回転しているようにも感じられます。

3つめは、「動揺性めまい」と呼ばれるもので、体のバランスがとれず、前後左右に体がぐらぐらしてしまうめまいです。

めまいの3つのタイプ

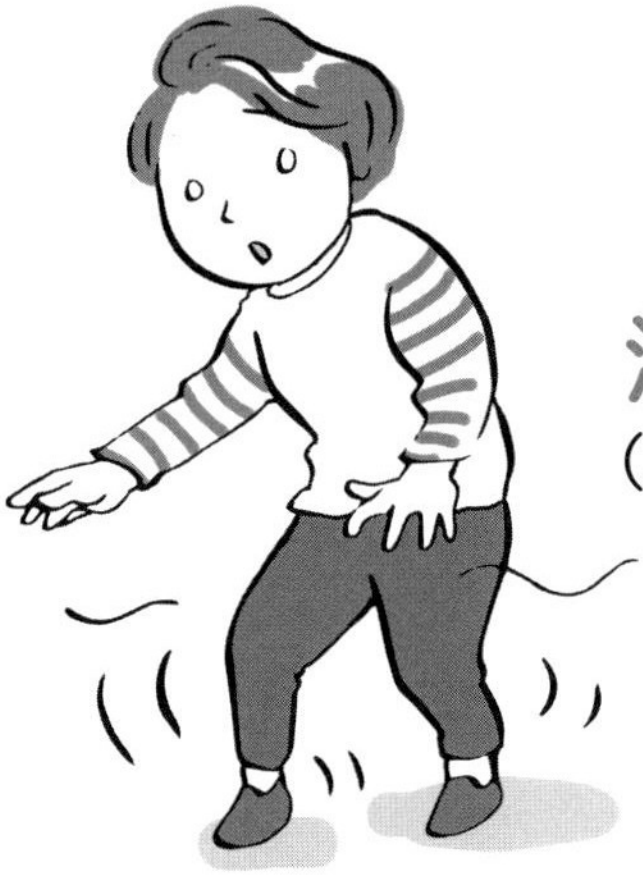

浮動性めまい
（ふわふわするめまい）

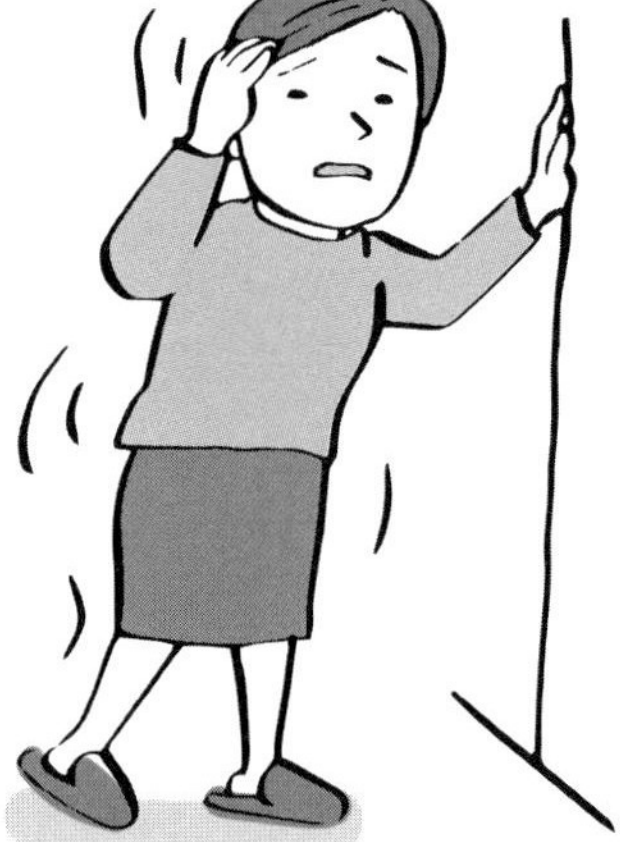

動揺性めまい
（ぐらぐらするめまい）

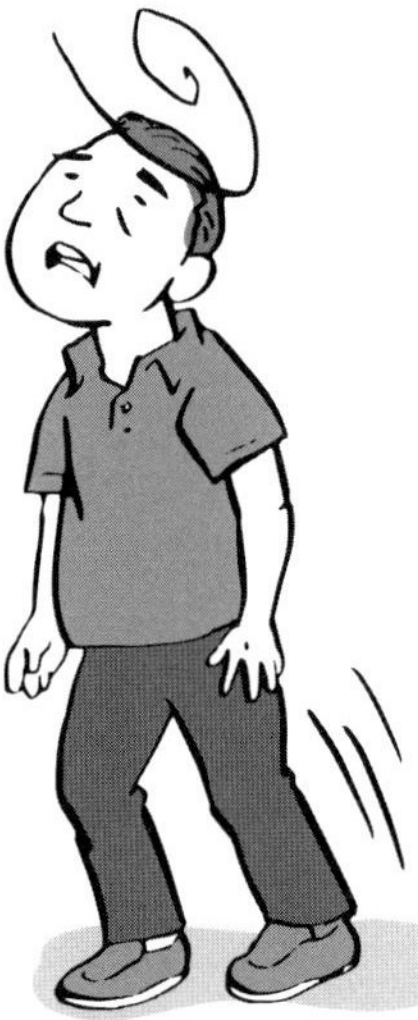

回転性めまい
（ぐるぐるするめまい）

病院で検査をしても異常がないのに
ふわふわめまいがすると悩んでいる人へ

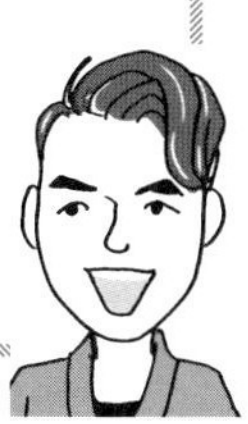

ふわふわめまいに苦しんでいる人は、複数の病院を受診した経験がある人がほとんどです。

多くの人は、最初に

「脳の問題ではないか？」

と考えて脳外科を受診します。

しかし、

「脳に異常はありません。耳の問題では？」

と医師にいわれ、次に耳鼻科を受診します。

されど、

「耳からくるめまいではないようです。精神的なものでは？」

そういわれて、最終的には心療内科にたどり着きます。

この時点で諦めてしまう人も多く、その人たちは医療難民となります。

諦めずに心療内科を受診した人は、

「おそらく原因はストレスです。ストレスを抑えるお薬を出しますので、しばらく様子を見ましょう」

十中八九の場合、医師からそういわれ、抗不安薬や抗うつ薬が処方されます。

つまり、パニック障害や不安障害と同じ治療プロセスをたどることが多いです。


抗不安薬や抗うつ薬は興奮を抑える効果があるので、服用し始めると確かに少し症状は和らいだように思えますが、いわば症状を感じないように麻痺《まひ》させているに過ぎない状態であるため、根本的に治ることはありません。

薬が効いているときはよいのですが、効果が切れると再びふわふわめまいを起こしてしまいます。

つまり、次々と病院で受診した結果、結局は医療難民化してしまう方が多いです。

病院で治らなくてもあきらめる必要はない！東洋医学で救われた私だから言えること

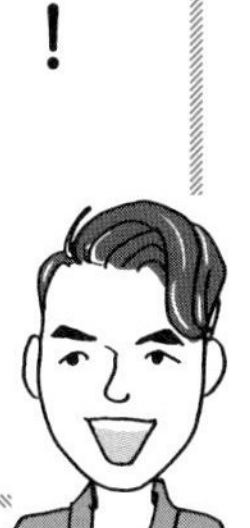

西洋医学の世界ではパニック障害や不安障害と同様に、ふわふわめまいは「心の問題」として片づけられてしまいがちです。

しかし、私は前出の拙書『パニックくんと不安くん』において、パニック障害や不安障害は、呼吸という方法によって改善することができることをお伝えしました。

ふわふわめまいは、呼吸法だけでは不充分ですが、本編で紹介するメソッドによって当院では多くの患者さんが改善されています。

病院で治らないからといって、あきらめる必要はないのです。

また、ふわふわめまいから始まり、パニック障害や不安障害、うつ病などに発展してきたとおっしゃる患者さんは多いです。

ふわふわめまいの患者さんは、
「いつ、どこでふわふわしてしまうかわからない……」
という不安をいつも抱えながら過ごすことになるため、外出や運転を恐れるあまり、精神的なストレスにさらされて病状が深刻になりやすいです。
徐々に不安障害やパニック障害の症状も出るようになり、思い悩んだ結果、うつ病をも併発してしまうケースもあるのです。

病院で治らないからといってあきらめる必要はないといいましたが、そう言い切れるのは、私自身が25歳のときに同じ経験をしたことによります。

大学で農業について学んだ私は、卒業後に農林水産部門に特化した部署を持つ政府系金融機関に就職しました。

当時の私は日本の「食」を支えたいという思いに情熱を燃やしており、毎日充実した日々を過ごしていました。

しかし、ある日唐突に10万人にひとりが罹患するという指定難病「錐体《すいたい》ジストロフィー」の診断を受けることになりました。

目の網膜が消滅することで、視野の中央に「暗点《あんてん》」（見えない部分）ができ、視力が低下したり、色別がしにくくなる進行性の病気です。

現代医学では治療法がなく、診断された瞬間、私は医療難民になってしまいました。

車の運転もできなくなり、銀行員として致命傷である数字を見落とすことが増え、私は仕事を続けることができなくなりました。

希望に満ちていた日々は、この病気によって暗転し、大げさな表現ではなく絶望の淵へと突き落とされる思いでした。

そんな絶望の日々の中で、私は鍼灸という世界と出会いました。

兄が紹介してくれた鍼灸師の先生のもとで治療を受けると、なんと見えづらかった視野がパッと明るくなり、劇的に世界が変わって見えたのです。

残念ながら完治することはないのですが、鍼灸によって症状は緩和され、いまのところ悪化するのも抑えることができています。

西洋医学では不可能といわれても、東洋医学の世界ではまだまだ良くなる可能性があること自体にも、希望の光を感じました。

鍼灸という東洋医学に救われた私だからこそ、声を大にして言いたいのです。

病院で治らないからといって、あきらめる必要はないのです!

私自身、病院では
「治療法がありません」と
いわれた経験があります。
しかし、東洋医学の
治療によって、症状は
劇的によくなりました。
ふわふわめまいで悩んでいる
あなたも、あきらめる
必要なんてありませんよ！

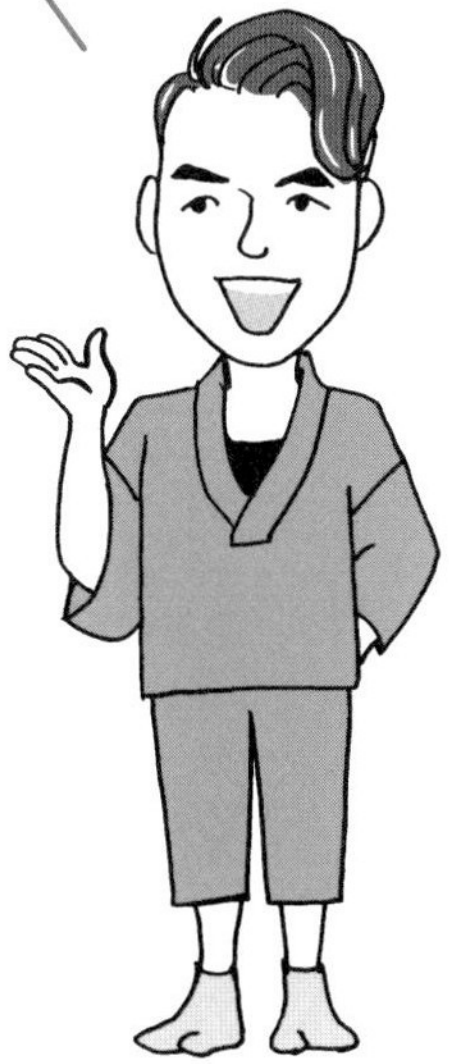

ふわふわめまいをやっつけて
不安なく自由で楽しい日々を取り戻そう！

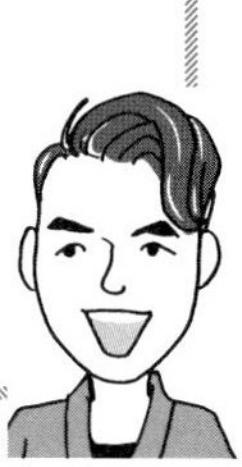

進化し続ける現代医療であっても万能ではありません。
私は、ふわふわめまいで苦しむみなさんに次のことをお伝えしたいのです。

「現代の医学でもわかっていないことは、たくさんあります」

このことを本編に入る前に申し上げておきたいと思います。

ふわふわめまいの患者さんは、孤独になりがちです。
自分の苦しみを周囲の人に伝えられずに、家に引きこもってしまう方も多いのです。

本書を手にすることで、

「あ、これは私のことだ！」

「私だけじゃないんだ……」

そう知っていただきたいと思います。

こんなにも苦しい症状なのに、ふわふわめまいには病名がつかないことが多いです。しかし、西洋医学では不可能でも東洋医学であればお手伝いできる症状は、たくさんあります。

ふわふわめまいも、そのひとつです。

本書では、多くのふわふわめまいの患者さんたちと直に接し、それぞれの日常生活の状況にいたるまで対話し、実際に体にも触れさせていただくことで解明した、ふわふわめまいの改善法を解説していきます。

ふわふわめまいに苦しめられると、どうしても自分がしたいことを諦めるようになります。

「毎日、家族のために買い物に行きたい」
「車の運転が好きなのに……」
「また、旅行がしたいな」
「孫と遊びたい……」

そんなささやかな幸福が奪われてしまうのは、とても悲しいことです。
ふわふわめまいは、自分でなんとかできます！
かつての幸福にあふれた楽しい日々を一緒に取り戻しましょう。

自律神経専門鍼灸師　小塚 高文

目次

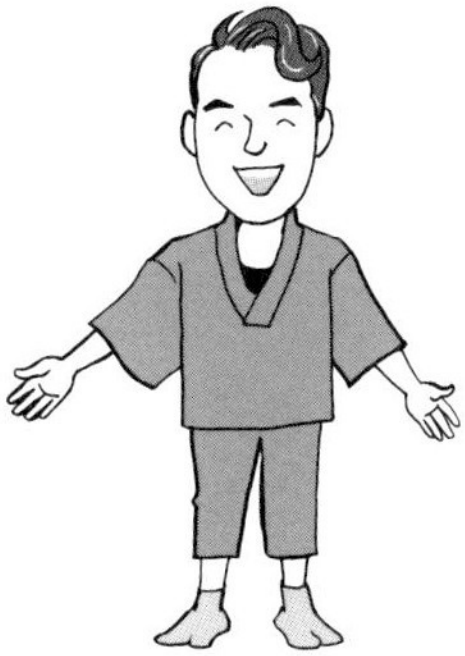

第1章
ふわふわめまいの正体、病院で見つからない原因とは？

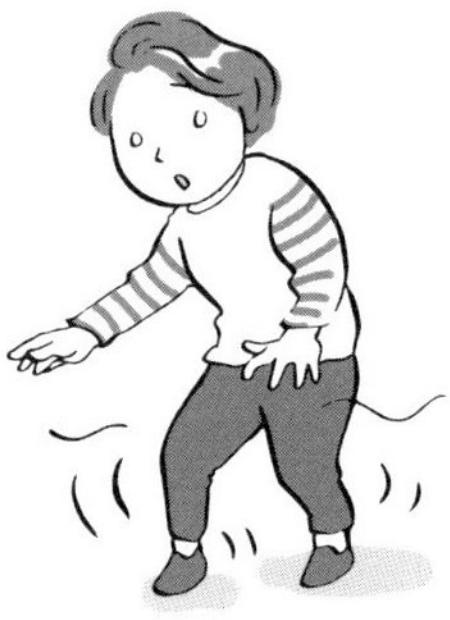

第2章 ふわふわめまいを根本改善する自宅でできる1分セルフケア

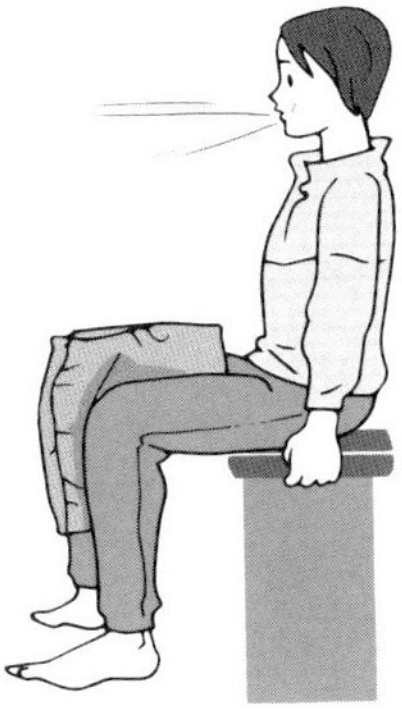

第3章
とっさのめまいに役立つQ＆A 日常のシーン別セルフケア

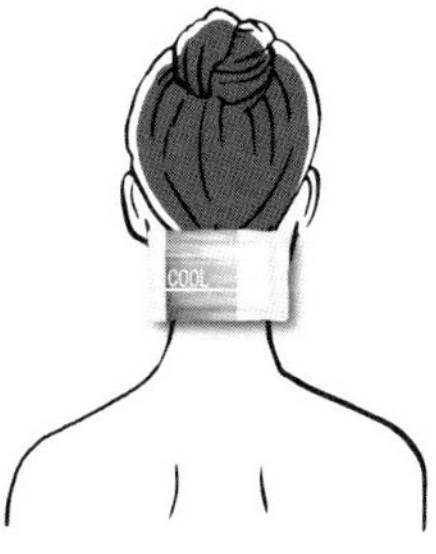

第4章 乱れた自律神経を整える心のセルフケア

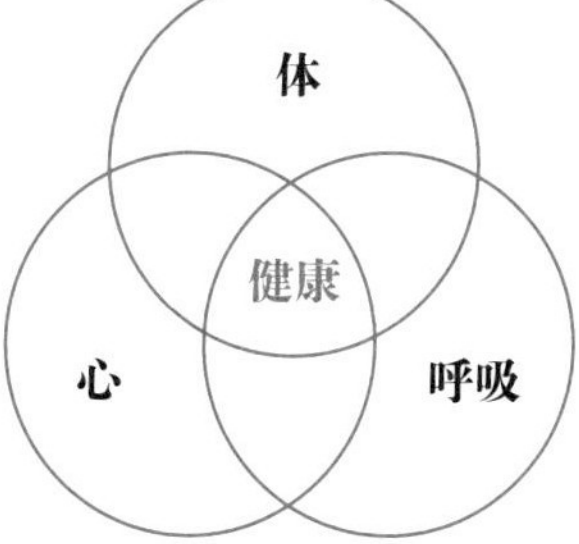

第5章

日常生活でできる生活習慣の改善

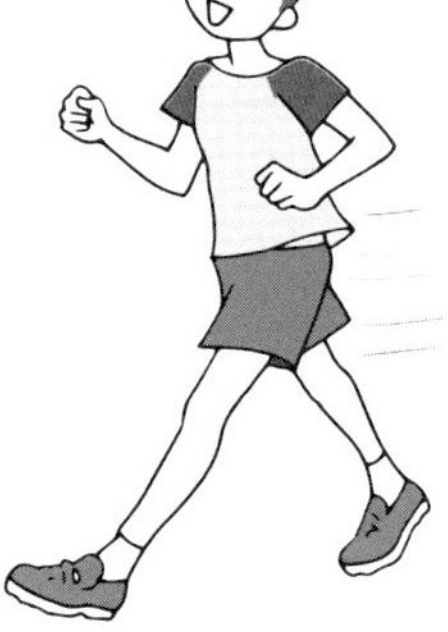

第1章

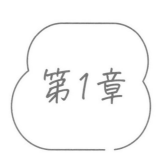

ふわふわめまいの正体、病院で見つからない原因とは？

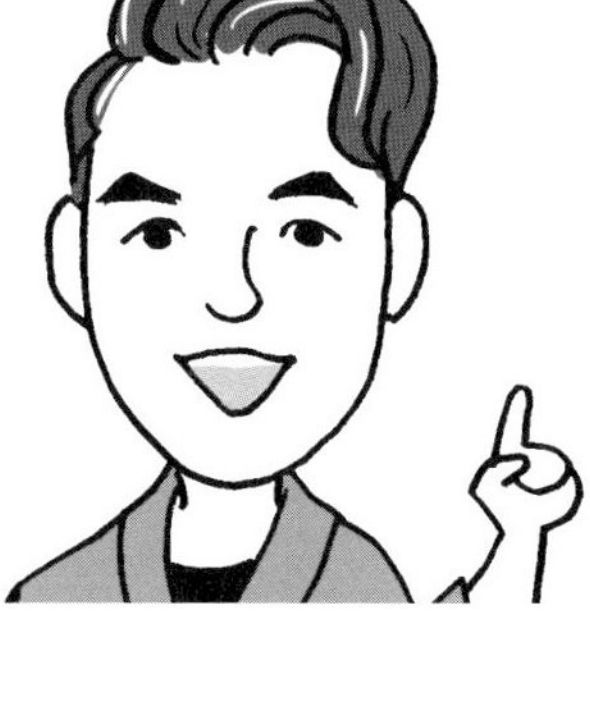

ふわふわ、ぐるぐる、ぐらぐら……めまいとは一体、何なのか？

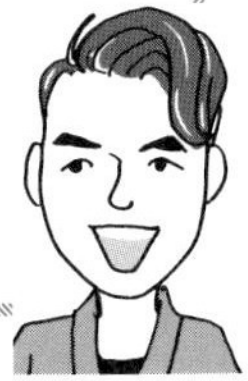

一般的なめまいのイメージは、「ぐるぐる目が回る」という状態を思い浮かべる人が多いと思います。実は、本書で取り上げるふわふわめまいは、めまいと認識していない人が少なくありません。

「はじめに」でも触れましたが、めまいには大別して3つのタイプがあります。

①浮動性めまい……体がふわふわするめまい
②回転性めまい……目がぐるぐる回るようなめまい
③動揺性めまい……体のバランスが崩れてぐらぐらするめまい

なぜ、病院に行っても めまいの原因がわからないのか？

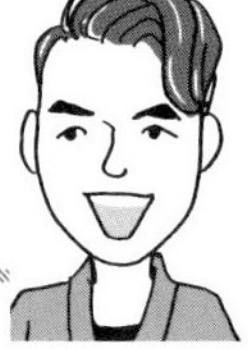

ふわふわめまいに苦しむ患者さんが、病院でお医者さんに診てもらっても、
「特に異常はありません」
と診断されてしまうことには理由があります。

病院では、脳外科であれば脳を調べますし、耳鼻科であれば耳の平衡《へいこう》感覚機能や「眼《がん》振《しん》」と呼ばれる眼球の横揺れや回転などを調べます。

つまり、臓器や器官、組織ごとに区分された、それぞれの医師の専門分野において診断されるため、どうしても専門外の部分は抜け落ちがちになります。

たとえば、耳鼻科でいえば、三半《さんはん》規管《きかん》や耳石器《じせきき》などの平衡感覚機能などに関してはくわしく診ても、首や肩回りの筋肉の緊張などはスルーされるのです。

あとで解説しますが、首や肩回りの筋肉の緊張は、ふわふわめまいを引き起こす原因となるものですが、問診や画像診断で確認することはできません。
やはり、直接お体に触れる触診をしないと見つけることができないのです。

また、患者さんの日常生活の様子をくわしく聞くことも大変重要です。
もちろんお医者さんが生活面について問診することもありますが、「仕事や育児、介護などで忙しいか？　疲れているか？」など一般的な質問内容に終始するのが普通だと思います。

しかし、私の経験では、ふわふわめまいの原因を解明するためには「日頃、どんな姿勢で過ごすことが多いか？」や「質の高い睡眠がとれているか？」、「シャワーだけではなく、入浴しているか？」など、患者さんの日常生活について細やかに聞き取りをする必要があるのです。

ふわふわめまいの原因は
生活習慣の中にある

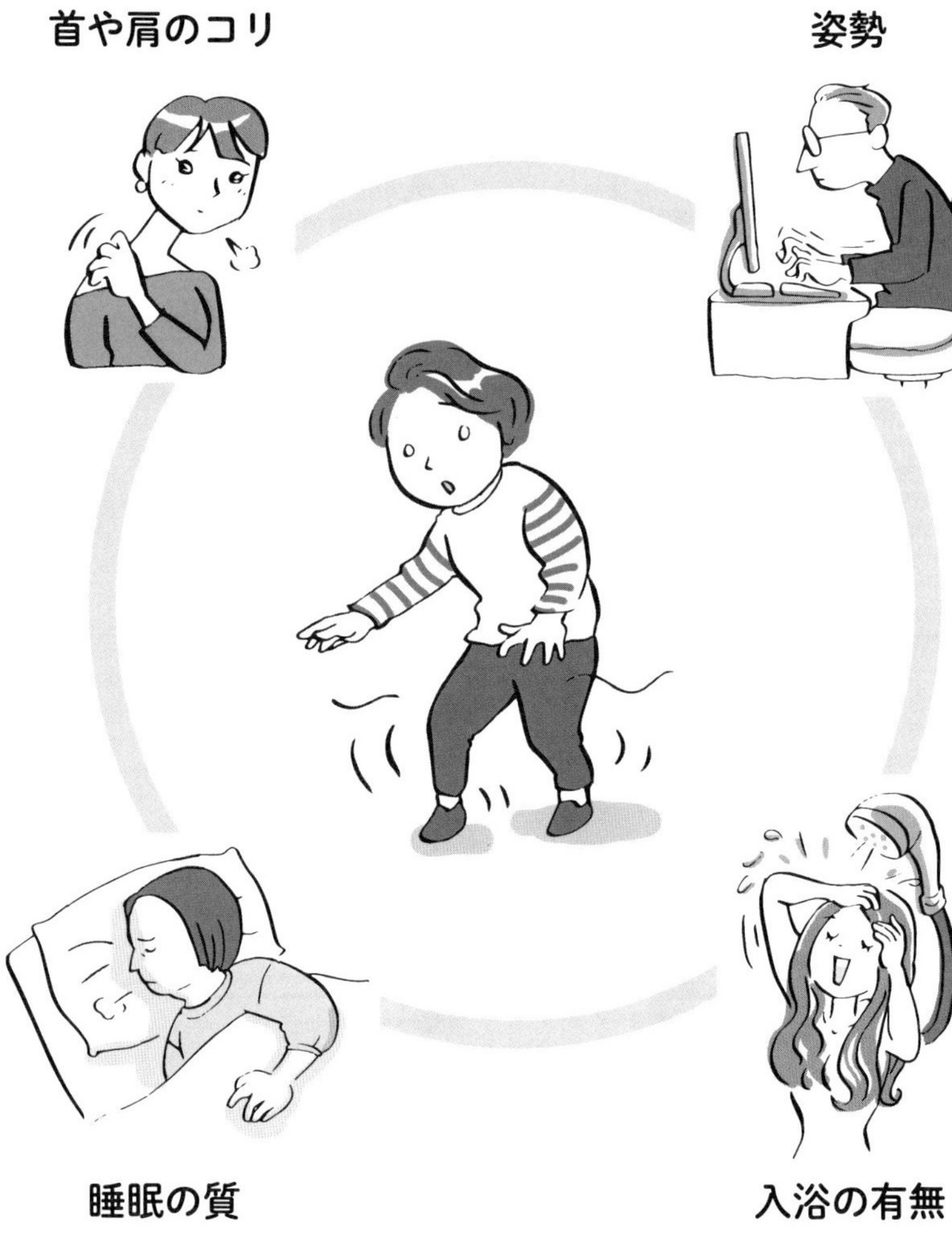

昨今、病院の診察は「3分医療」などと例えられるように、ひとりの患者さんに割かれる診療時間はとても短くなりがちです。

さらに、検査方法も触診ではなくMRIやレントゲンなどによる画像の診断が主流となっているため、どうしてもふわふわめまいの原因は見落とされやすいのが現状なのです。

また、病院の診断は、めまいの種類によっても異なります。

目がぐるぐるする回転性めまいや体がぐらぐらする動揺性めまいは、病院の診察でも平衡感覚機能の低下などの原因が特定されやすく、比較的病名が判明されやすい傾向があります。

しかし、体がふわふわする浮動性めまいは、残念ながら原因不明と診断されることが多いのです。

ふわふわめまいの原因は、ズバリ「のぼせ」です！

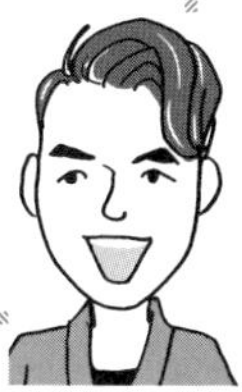

病院では原因不明と診断されてしまうふわふわめまい……その症状に苦しむ多くの患者さんが当院にお越しになります。

ひとりひとり時間をかけて話をお聞きし、直接お体にも触れさせていただきながら診続けてきた結果、大半の患者さんは首や肩回りの筋肉が凝っていて、特に後頭部周辺のコリがひどいというケースが多いことに気づきました。

西洋医学のお医者さんの中には、首や肩のコリは、めまいによって引き起こされる反射的症状であると解説する先生もいらっしゃいます。

しかし、東洋医学を学んできた私の見解は逆で、首や肩のコリこそがふわふわめまいを引き起こす原因になっていると考えています。

多くの患者さんのお体を診た中で、さらに特徴的なことを挙げるとおなかがぽっこり出ていたり、ふくらはぎや足先の冷えがある人も多いようです。

ぽっこりおなかと冷え性という2つの傾向から、東洋医学的視点において、ひとつ言えることがあります。

それは、患者さんが「のぼせ」の状態にある可能性が高いということです。

東洋医学的に言うのぼせは、上半身が熱くなり、逆に下半身（みぞおちより下）は冷えている状態をいいます。

東洋医学の世界には、「頭寒足熱《ずかんそくねつ》」という言葉があります。頭寒足熱とは、上半身が涼しくて下半身が温かい状態で健康に良いと考えられています。

のぼせとは、健康的な頭寒足熱とは真逆の良くない状態ということです。

なぜ、のぼせは体に良くないのでしょうか？

まず、頭（脳）が熱いと人間の思考回路が悪くなるということがあります。

たとえば、パソコンも温度が上がると処理スピードは遅くなります。人間も同様で、頭は少し冷えているくらいのほうが思考は冴えます。

「のぼせ」と「頭寒足熱」は真逆の状態

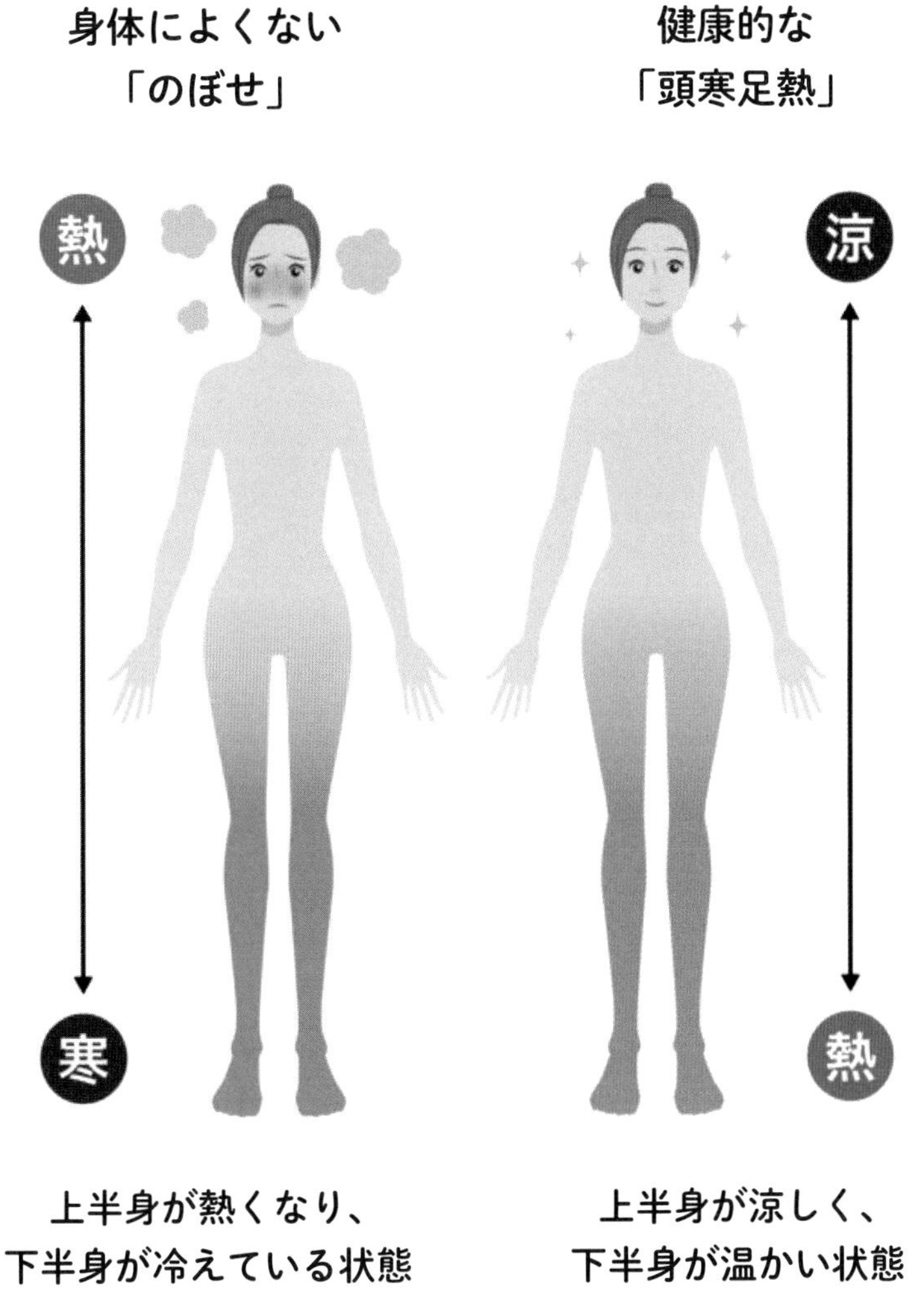

ランニングをする場合、暑い日は息苦しくなりますが、涼しい日であれば、息遣いも楽に気持ちよく走ることができます。このことは、肺や心臓は涼しい環境にあったほうがスムーズに働きやすいことを示しているのです。

上半身とは逆に、下半身の冷えはさまざまな不調の原因になります。

みぞおちから下の腹部には、胃や腸などの消化器官があり、食べものを分解・吸収するために働きます。胃や腸などの臓器は、体温が高く、血流がよい状態のほうが活発に働いて消化力が向上します。

おなかが冷えると消化力が落ち、消化不良や下痢などの原因になります。

また、太ももやふくらはぎの筋肉は、伸縮することで血流を心臓に押し上げ、全身の血行を促進します。

しかし、下肢が冷えるとこの働きが低下して、全身の血行が悪くなります。

「のぼせ」が原因となる不調

消化不良や下痢

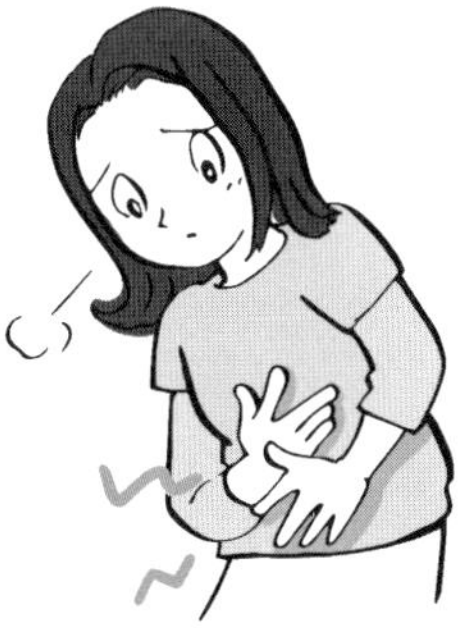

思考が冴えない

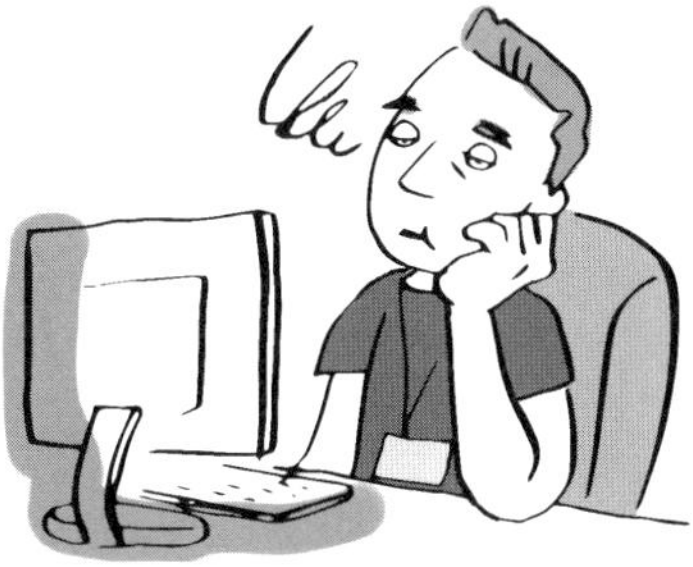

血行不良や冷え

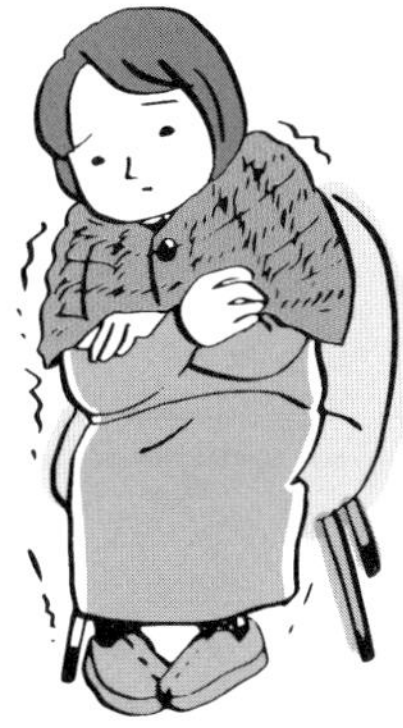

息苦しい

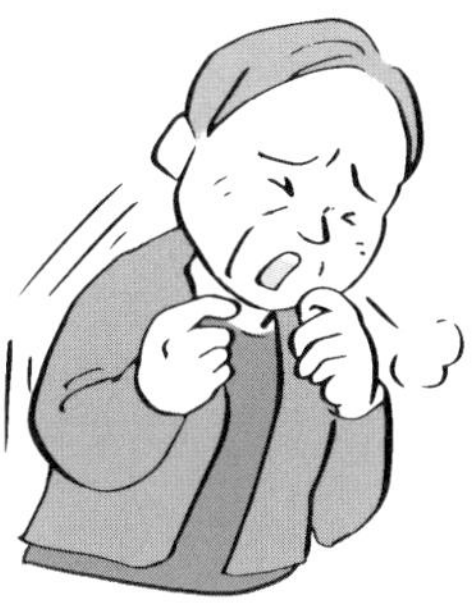

「のぼせ」を改善すれば、ふわふわめまいは治る！

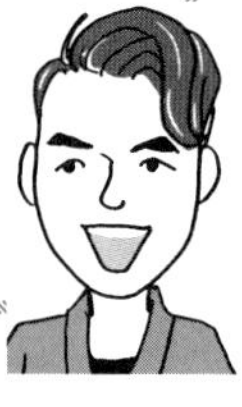

前述のとおり、のぼせは頭寒足熱とは真逆の状態で、さまざまな不調を引き起こす原因となります。

その不調の中には、ふわふわめまいの症状も含まれるのです。

なぜ、のぼせになるとふわふわめまいが引き起こされるのか？　そのメカニズムについて解説します。

大きな影響を与えるのは、首や肩回りの筋肉のコリです。

頭（脳）が考える作業をするときには、そのエネルギー源となる酸素と栄養を大量に必要とするため、多くの血液が脳へと送られます。

このとき、首や肩の筋肉が凝り固まっていると、血液の流れが悪くなって、送られた血液が脳に閉じ込められてしまうのです。

つまり、多くのエネルギーや血液が頭に取り残されることで「熱がこもる」状態になります。

この状態こそが「のぼせ」の正体で、長く続くことでふわふわめまいを引き起こしてしまうのです。

特に気温が高いところにいると、のぼせの状態が悪化してふわふわめまいが発症しやすくなります。

ふわふわめまいの患者さんの中には、

「車を運転しているときに、ふわふわめまいを発症しやすい」

という人が多くいらっしゃいますが、この現象も気温に関係しています。

車は、閉鎖された狭い空間です。夏場は特にですが、エアコンをつけても日光や外気によって、車内の温度は上がりやすくなります。

温かい空気は上のほうにたまりやすいので、車内にいると頭（脳）が熱くなりやすく、のぼせも生じやすくなります。

車中では、当然の結果としてふわふわめまいのリスクも高くなります。

首や肩の筋肉が凝り固まっている人は、頭に熱がこもりやすく、のぼせやふわふわめまいにもなりやすいわけです。

東洋医学の見地からいえば、ふわふわめまいの原因はのぼせであり、また、のぼせを生じる最大の要因は首や肩の筋肉のコリであると断言できます。

つまり、首や肩の筋肉のコリをほぐし、のぼせの状態を健康的な頭寒足熱に改善すれば、ふわふわめまいはよくなっていくということです。

ふわふわめまいは、どんな人がなりやすい？

ふわふわめまいは、第一には、男性よりも女性に多い傾向があります。

ふわふわめまいの原因となるのぼせは、下腹部の血流が悪くなることで生じることが多いのですが、女性は生理があったり、出産経験があったりして、どうしても子宮や卵巣などを中心に下腹部周辺の血流が悪くなりやすいのです。

特に、生理が重い人や産後のタイミング、また更年期を迎えてホルモンバランスを崩しやすいときに、下腹部の血流に乱れが生じてのぼせになりやすいといえます。

もちろん、ふわふわめまいに苦しむ男性も少ないとはいえません。

男性の場合は、過度なデスクワークや運動不足などの生活習慣によって、やはり下腹部周辺の血流が悪くなり、のぼせが生じてふわふわめまいを発症するケースが多いです。これは、もちろん女性にも該当する要因となります。

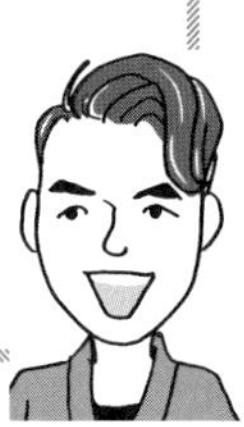

自覚症状がない人でもわかる！

のぼせセルフチェック

のぼせは自覚するのが
なかなか難しい症状です。
「頭が熱い」「ひどい肩こり」
などの典型的な症状が
あればわかりやすいのですが、
感覚は十人十色なので
わかりにくい人もいます。
左のセルフチェックで、
のぼせになっているか
確認しましょう！

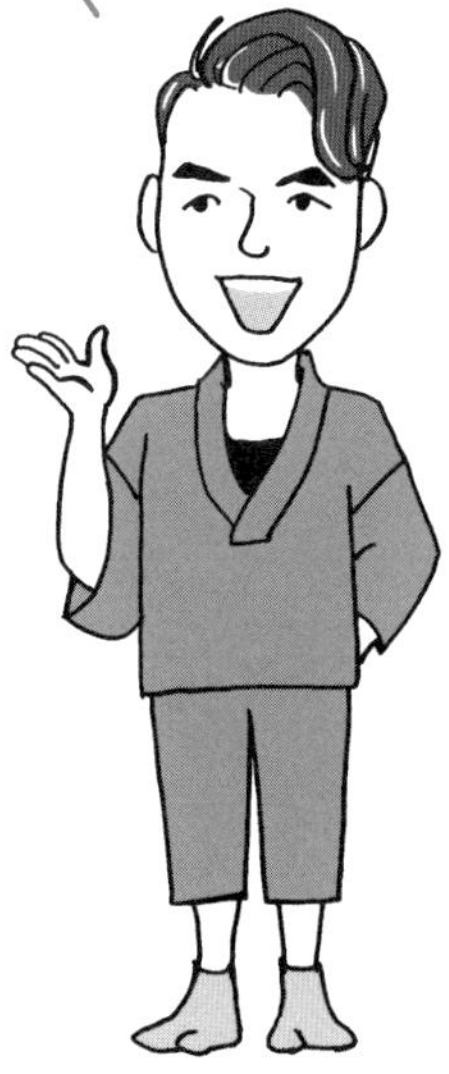

あなたは「のぼせ」か、そうでないか？

のぼせセルフチェック

- □ 頭を中心に汗をかく
- □ 手足が冷えている
- □ 緊張すると肩に力が入りやすい
- □ 下腹部がぽっこり出ている（ぽっこりおなか）
- □ 産後から体調が悪い
- □ 最近太り気味である
- □ 運動不足である

※以上の７つの項目で、ひとつでも該当する人は、のぼせが生じている可能性があるので要注意

ふわふわめまいを改善する解決策とは？

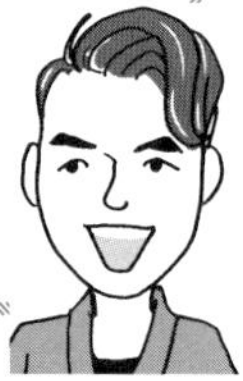

前述のとおり、のぼせの原因は、下半身……特に下腹部と脚の血流が悪くなることですから、改善するためには血行を促進することが重要です。

ふわふわめまいの患者さんの大半は、首や肩回りの筋肉が凝っていて、特に後頭部周辺のコリがひどいことが多いのですが、**下半身の血流を促進すると、このコリも同時に解消されます。**

その結果、のぼせが改善され、ふわふわめまいの症状もよくなっていきます。

このような解説をすると、

「ふわふわめまいの原因が首や肩のコリなら、

マッサージでコリをほぐせば治るのでは?」

そんなふうに思われる方もいらっしゃるでしょう。

しかし、その答えは残念ながらNOです。

なぜなら、首や肩のコリを引き起こす根本の原因は、下半身の血流が悪くなることにあるからです。

その根本原因を改善しない限り、ふわふわめまいを引き起こすのぼせは解消できません。

下半身……特に下腹部や脚、脚の中ではふくらはぎ(下腿三頭筋《かたいさんとうきん》)、このあたりの血流のコンディションが首や肩、特に後頭部周辺のコリに影響しているので単純にコリを揉みほぐしただけでは、その場しのぎの対処療法にしかならないのです。

(ただし、急場しのぎの対症療法としては大変有効ですので、本の冒頭で「風池」のツボ押しを紹介しています)

キーポイントは、骨盤底筋とふくらはぎのケア

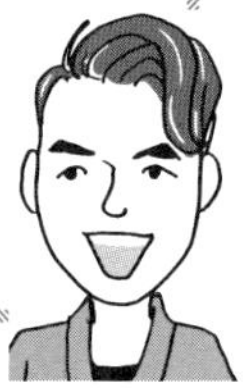

第1章のむすびとして要約すると、ふわふわめまいの原因はのぼせであり、のぼせの原因は首や肩、特に後頭部周辺のコリであり、そのコリの原因は下半身の血流が悪くなることである、ということになります。

下半身……特に下腹部と脚の血行を促進するキーポイントは、ズバリ「骨盤底筋《こつばんていきん》」と「ふくらはぎ（下腿三頭筋）」です。

最重要というべきは骨盤底筋の働きです。

骨盤底筋とは、骨盤の中にある内臓群（直腸、膀胱《ぼうこう》、男性の精巣や前立腺、女性の子宮や卵巣など）をハンモックのように下支えしている4つの筋肉（深会陰横筋《しんえいんおうきん》、尿《にょう》道括約筋《どうかつやくきん》、肛門挙筋《こうもんきょきん》、尾骨筋《びこつきん》）の総称をいいます。

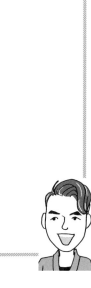

この骨盤底筋は、横隔膜《おうかくまく》と呼吸動作によって連動しており、横隔膜とともに動くことで腹腔《ふくくう》内の全内臓をマッサージするような作用を果たし、おなか全体の血行を促進しています。

しかし、骨盤底筋が加齢や出産、更年期障害、肥満、運動不足などによって緩み衰えてくると、ハンモックのように下から支える力が弱くなり、骨盤の中の内臓群が下がってしまいます。

当然、呼吸のリズムも崩れて、おなか全体の血行を促進する力も弱くなってしまうのです。

このとき、下腹部周辺の血流も悪くなるため、のぼせが生じてふわふわめまいを引き起こしてしまうわけです。

また、東洋医学の世界では、ふくらはぎの筋肉の緊張が首や肩、後頭部周辺のコリに深く関与しており、この筋肉にアプローチすることでコリを改善する手法は鍼治療において体系的に構築されています。

西洋医学においても、ふくらはぎは「第2の心臓」と呼ばれていて、この筋肉が伸縮し、血液を上へと押し上げ、結果として全身の血行を促進することは、すでに書いたとおりです。

心臓のポンプ機能は血液を全身へと送り出しますが、バキュームのように吸い寄せることはできないため、ふくらはぎの働きが大変重要になるわけです。

この点においては、東洋医学と西洋医学は完全に一致しており、真実を疑う余地はありません。

つまり、**ふくらはぎの筋肉のコンディションは、下腹部周辺の血流の良しあしにも大きく影響する**というわけです。

結論すると、ふわふわめまいとその原因となるのぼせの改善法は、下腹部周辺の血流を促進する骨盤底筋とふくらはぎの筋肉へのセルフケアということになります。

その具体的な方法は、第2章で解説します。

ふわふわめまいを引き起こす 不調の相関図

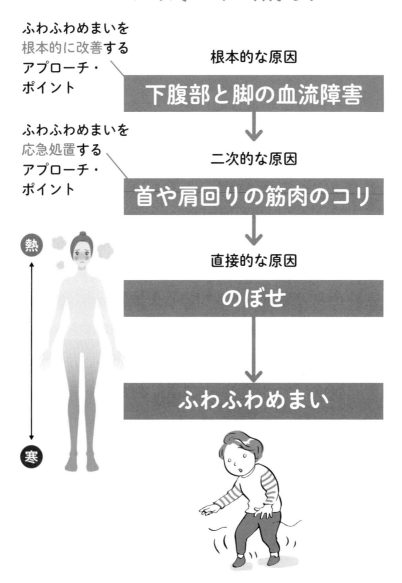

ふわふわめまいを根本的に改善するアプローチ・ポイント

根本的な原因

下腹部と脚の血流障害

↓

ふわふわめまいを応急処置するアプローチ・ポイント

二次的な原因

首や肩回りの筋肉のコリ

↓

直接的な原因

のぼせ

↓

ふわふわめまい

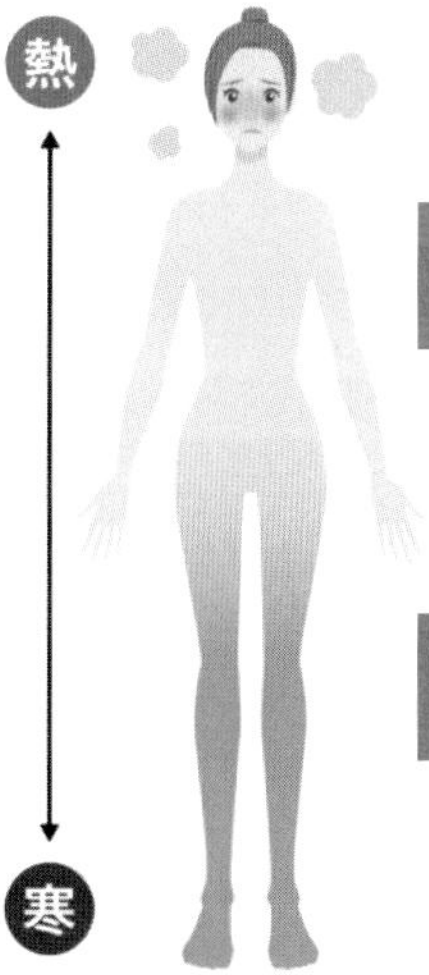

column めまいの改善を邪魔する3匹の魔物①

焦り

ふわふわめまいの
治療に焦りは禁物。
症状のアップダウンに
一喜一憂することなく
登山のように
一歩ずつ確実に
進めよう！

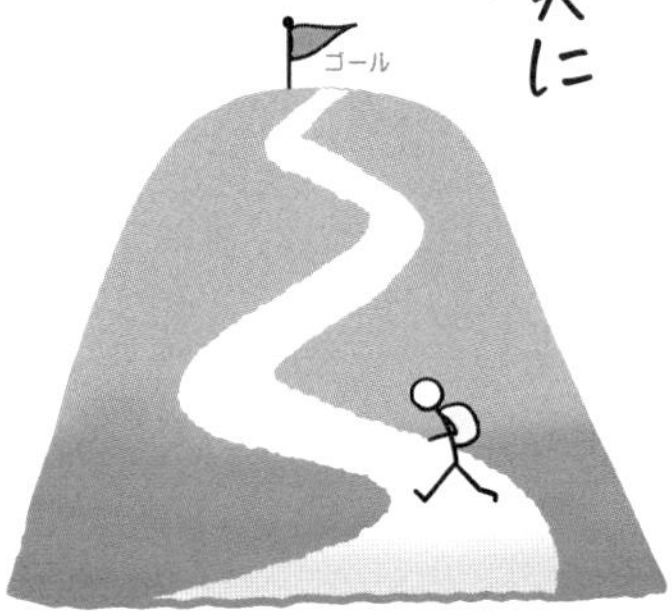

ふわふわめまいの治療は
登山のようなものです。風邪の
ように、薬を飲んですぐに治る
ものではありません。また
天気や日常の疲れで一時的に
悪化することも当然です。
焦らずに毎日一歩ずつ、確実に
進めていくことが大切です

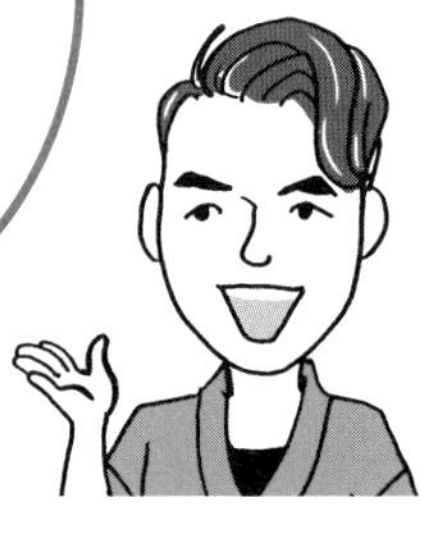

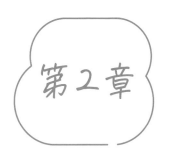

第2章

ふわふわめまいを根本改善する自宅でできる1分セルフケア

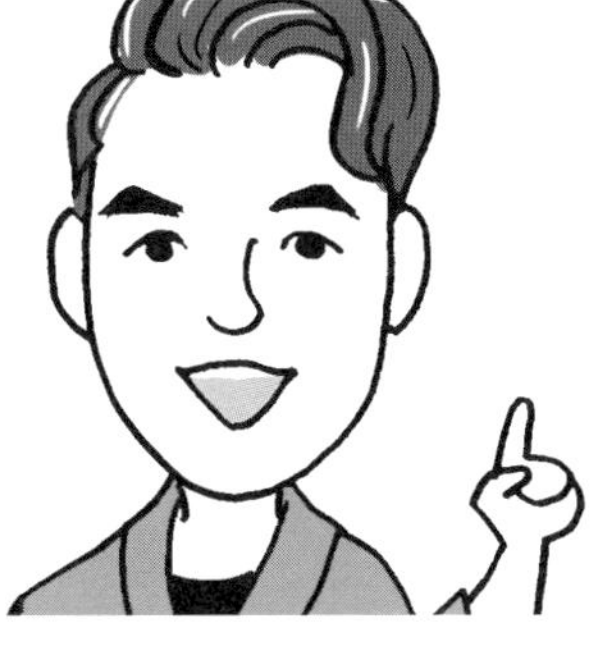

ふわふわめまいを根本的に改善する
骨盤呼吸法

骨盤呼吸法は、
ヨガの世界でおこなわれる
呼吸法をベースに私がアレンジ
した、インナーマッスルの
トレーニング法です。
ポイントは、私がアレンジした
「姿勢の整え方」と
「口のすぼめ方」にあります。
おなかに力を入れやすくなり、
効果がアップします！

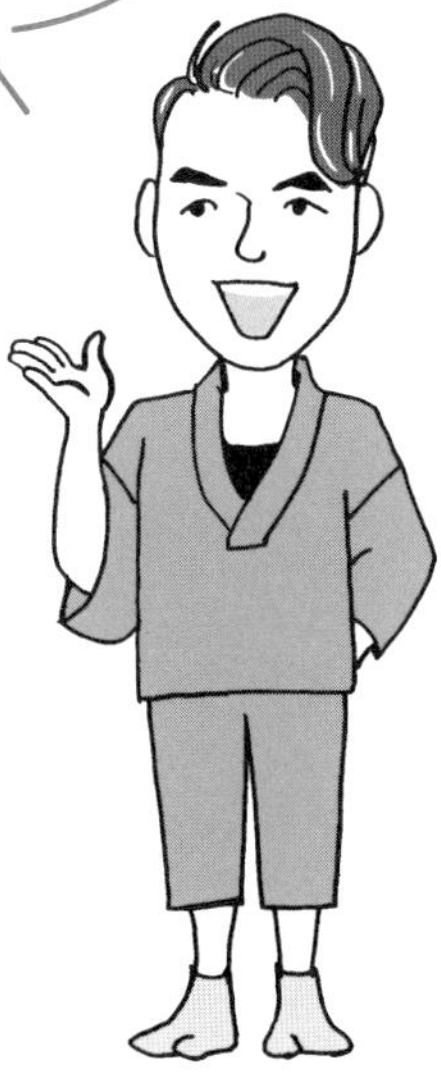

ふわふわめまいを根本的に改善するセルフケア

骨盤呼吸法

効果

骨盤底筋と横隔膜の連動性を高める呼吸法。
この方法で呼吸をすることで、
骨盤底筋を動かしてトレーニングできる

目的

上手に使えずに弱らせていた骨盤底筋を
呼吸によって動かし、蘇らせる。
また、下腹部の血行を促進する

解説＆やり方を
動画でチェック

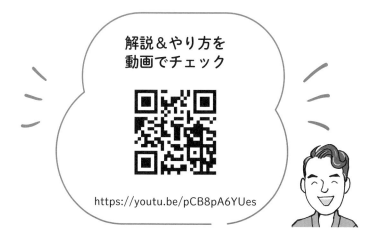

https://youtu.be/pCB8pA6YUes

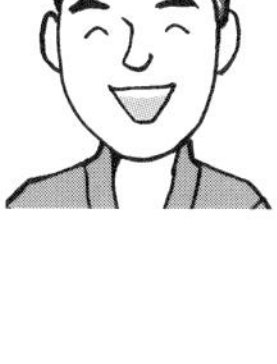

骨盤呼吸法のやり方

1 イスに深めに座る

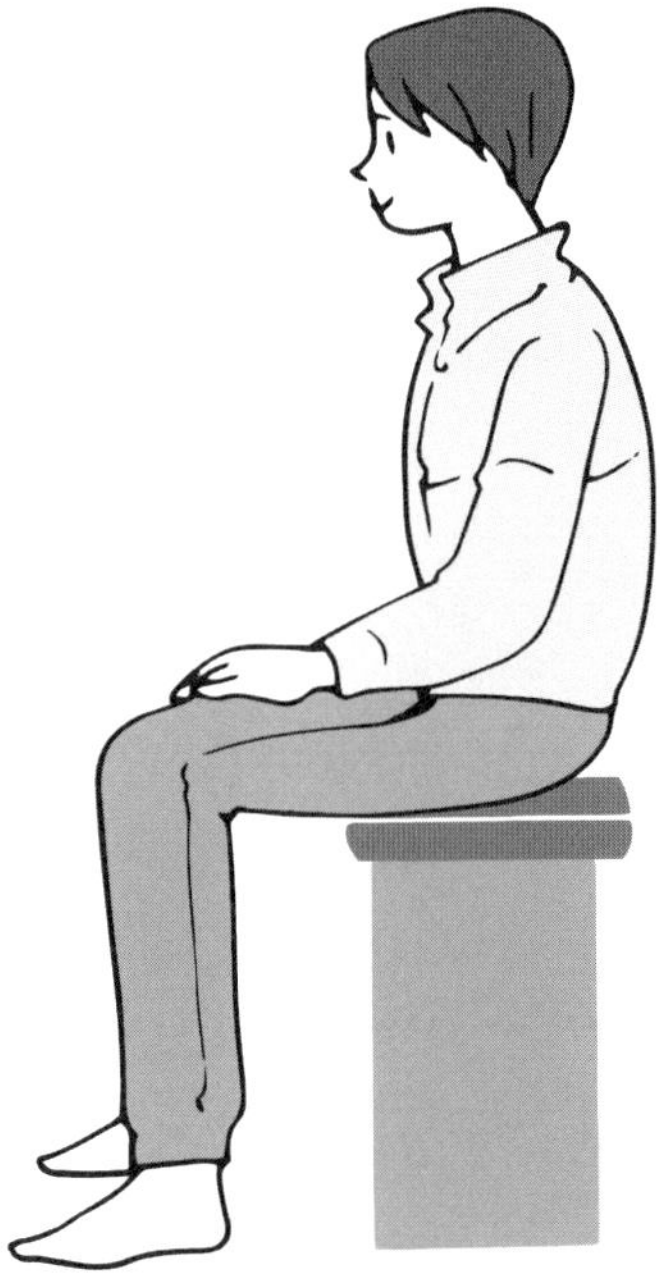

こちらの動画を見ながら
毎日一緒に実践しましょう！

https://youtu.be/MU8E6-xoiXk

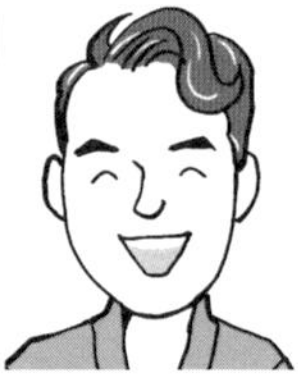

2　一度おじぎをする

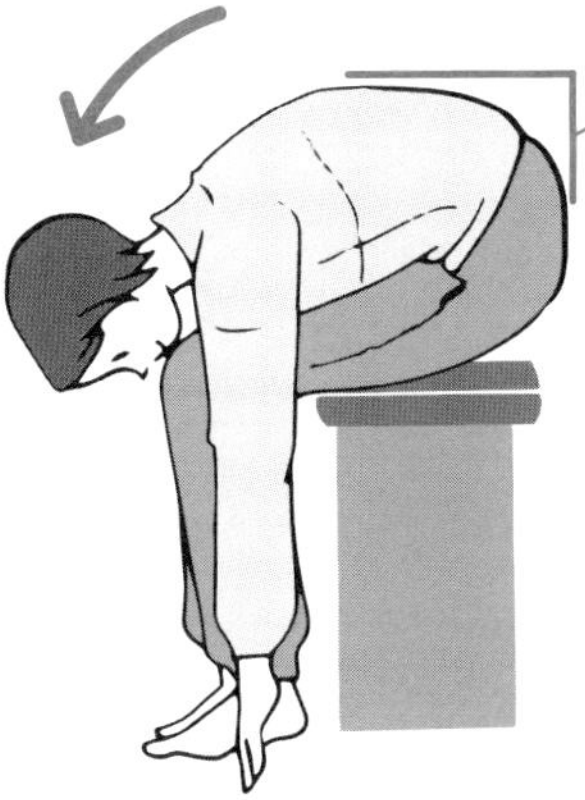

POINT
90°になるように深くおじぎをする

3　上半身を座面に対して90°まで半身を戻す

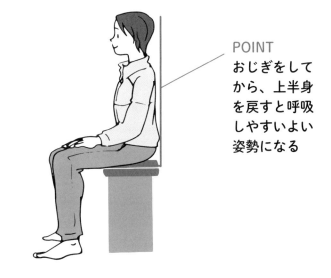

POINT
おじぎをしてから、上半身を戻すと呼吸しやすいよい姿勢になる

← つづく

4 足の間にクッションをしっかりはさみ、口をすぼめる。お尻の穴をキュッとしめる

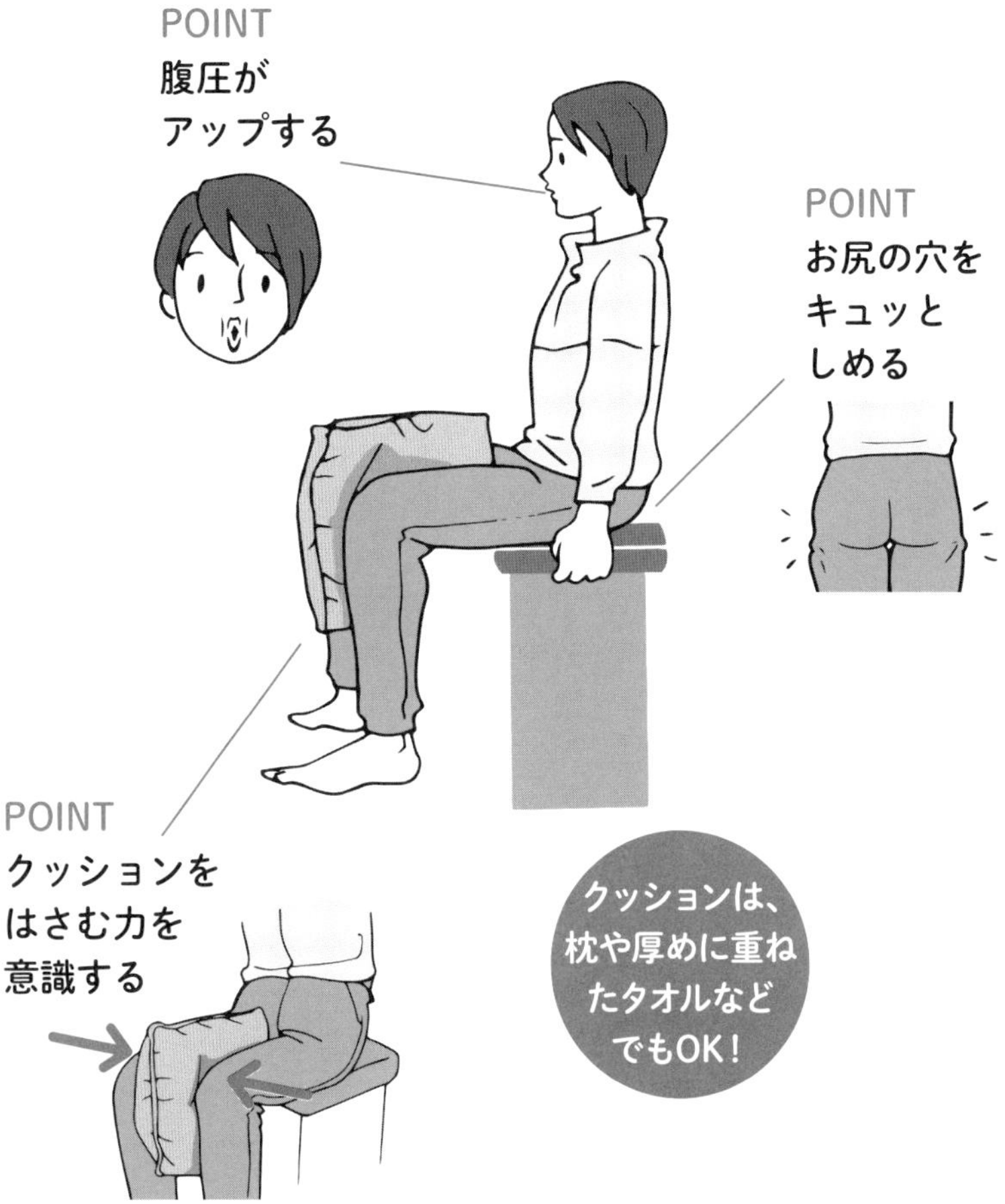
POINT
腹圧がアップする
POINT
お尻の穴をキュッとしめる
POINT
クッションをはさむ力を意識する
クッションは、枕や厚めに重ねたタオルなどでもOK！

5

「意識」をピンポン玉のようにイメージし、それを丹田《たんでん》に沈めていく感じを思い浮かべながら、息を細く長くゆっくり吐く

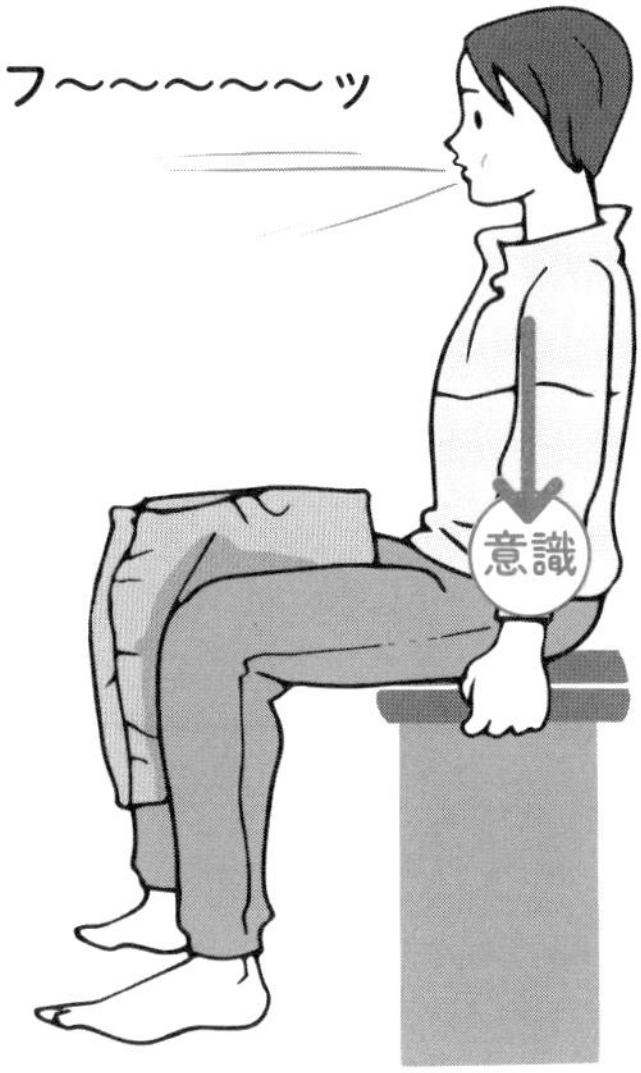

6

息を吐き切ったら、自然に息を吸う（ピンポン玉が自然に上に浮かび上がるイメージで息を戻す感じ）

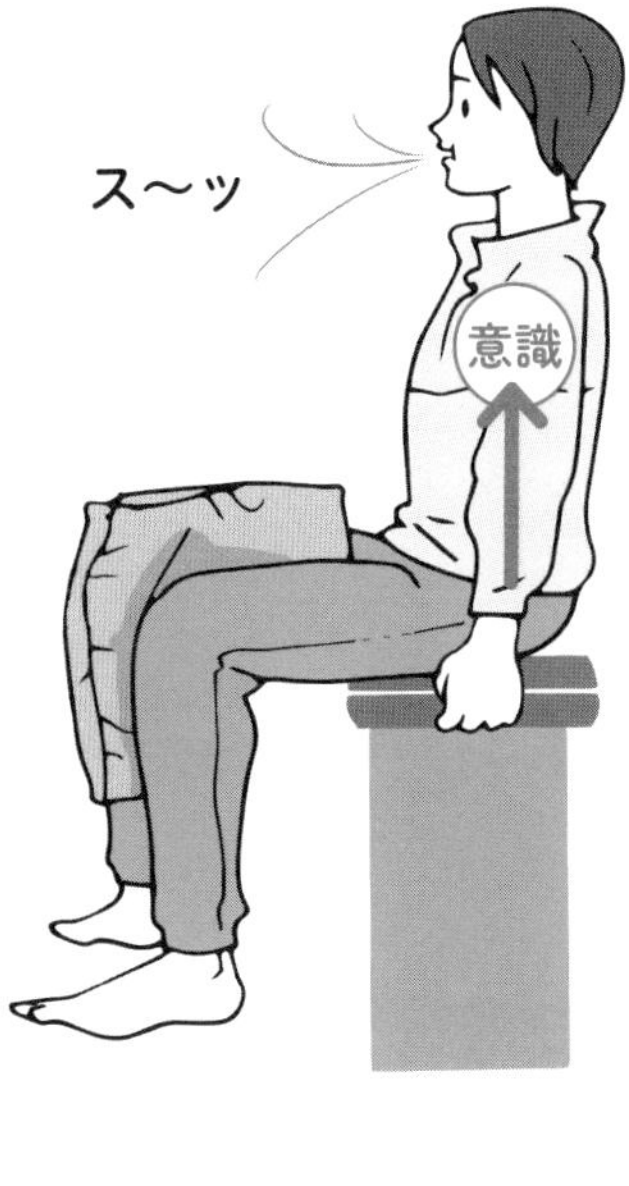

4〜6を10回くり返す

ふわふわめまいを根本的に改善する骨盤呼吸法のくわしい解説

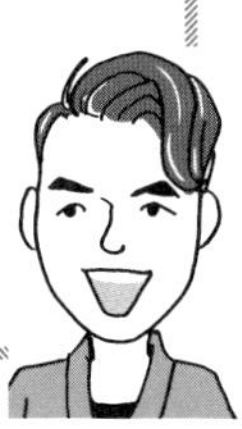

骨盤底筋を鍛えるトレーニングをインターネットで検索してみると、数えきれないほどの数がヒットします。

中でもヨガをベースにしたものが多いようで、特にあおむけに寝てお尻を持ち上げる「橋のポーズ」が目立ちます。

確かな効果はあると思いますが、当院にお越しになる患者さんを思い浮かべてみると、ちょっと実践するのが難しそうな印象です。

そこで私が考案したのが56~61ページで紹介した「骨盤呼吸法」です。

これは、ヨガでおこなわれる呼吸法をベースに、私が施術経験から得てきた知見を豊富にプラスして構築したオリジナルメソッドです。

ポイントはいくつかありますが、第一は「**姿勢の整え方**」です。

このメソッドは腹式呼吸でおこないますが、姿勢が悪いと胸式呼吸になって浅い呼吸しかできないため、姿勢をよくすることが非常に重要なのです。

姿勢をよくする簡単な方法は、「おじぎ」です。

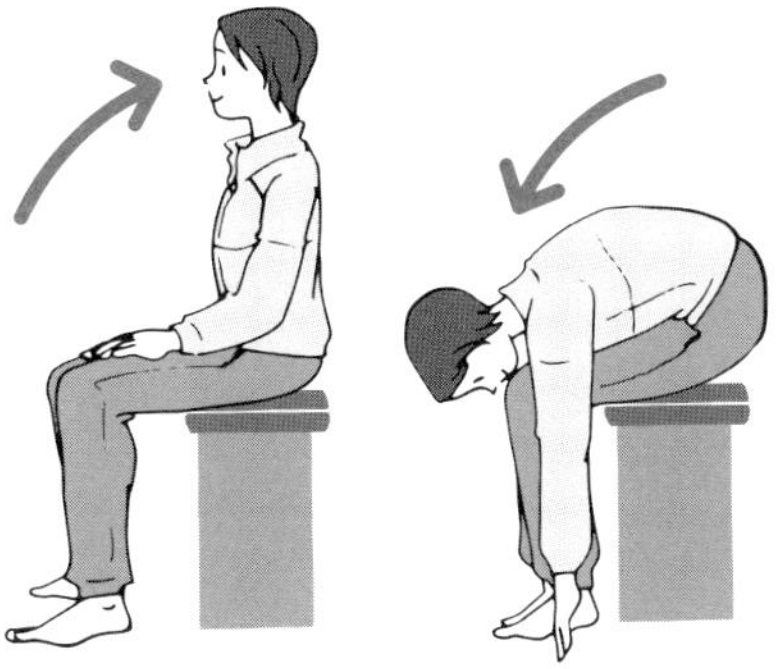

例えば、猫背などの悪い姿勢で座っていたとしても、そのままおじぎをし、ただまっすぐに体を起こすだけで姿勢は自然とよくなります。

実は、この方法は座禅の世界でも用いられるもので、座禅をおこなうときに姿勢が悪い人がいると多くのお坊さんは、

「おじぎをしましょう」

とよくいいます。

おじぎをして姿勢を正すと、とても呼吸がしやすくなるのです。

「姿勢をよくする」というと、「起立！」と号令をかけられたときのように、背筋をビシッと伸ばして立つ姿を思い浮かべるかもしれませんが、それは誤りです。

前述のとおり、おじぎをしてからまっすぐ体を起こすと、背筋を伸ばさずに姿勢を正すことができます。

つまり、おじぎとは「骨盤を倒す」動作なので、股関節メインの動きで体を動かします。そのまま骨盤を起こすだけで無理に背筋を伸ばさないので、腹式呼吸がしやすくなり、深い呼吸が可能になります。

この姿勢ができないと、骨盤呼吸法は成功しないので重要なポイントです。

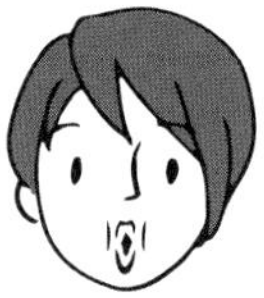

次のポイントは、「口のすぼめ方」です。

呼吸は鼻から吸って口から吐きますが、吐くときに口を小さくすぼめることで腹圧がかかりやすくなるのです。

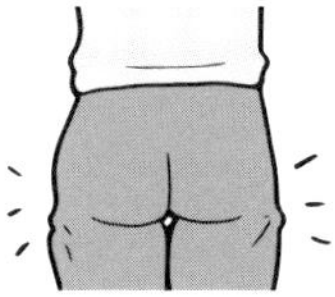

また、息を吐くときに内股でクッションをはさむ力を意識して、お尻の穴をキュッと締めることで、骨盤底筋を使いやすくなります。

このように腹圧をきちんとかけて腹式呼吸をすることで、骨盤底筋と横隔膜の連動性が高まります。

その結果、呼吸時にしっかりと骨盤底筋を動かすことができるわけです。

この骨盤呼吸法を毎日続けることで、弱くなった骨盤底筋を正しく使えるようになります。

骨盤底筋のようなインナーマッスルを鍛えるということは、アウターマッスルを鍛えたときのように筋線維が太くなるようなことではありません。

ふわふわめまいが起こりやすい人は、出産や加齢により骨盤底筋の働きが弱くなってしまっていることが多いです。

骨盤呼吸法によって、いままで使っていなかった骨盤底筋を意識的に使えるようになることでのぼせが解消し、ふわふわめまいが改善に向かいます。

ふわふわめまいを根本的に改善する

足首回し＆ふくらはぎもみ

3つめのセルフケアは、
お風呂でおこなう
2つの簡単な運動です。
入浴中におこなうことで、
脚の血行を効率よく
促進することができます。
ぜひ、骨盤呼吸法とセットで
毎日おこなうように
してください！

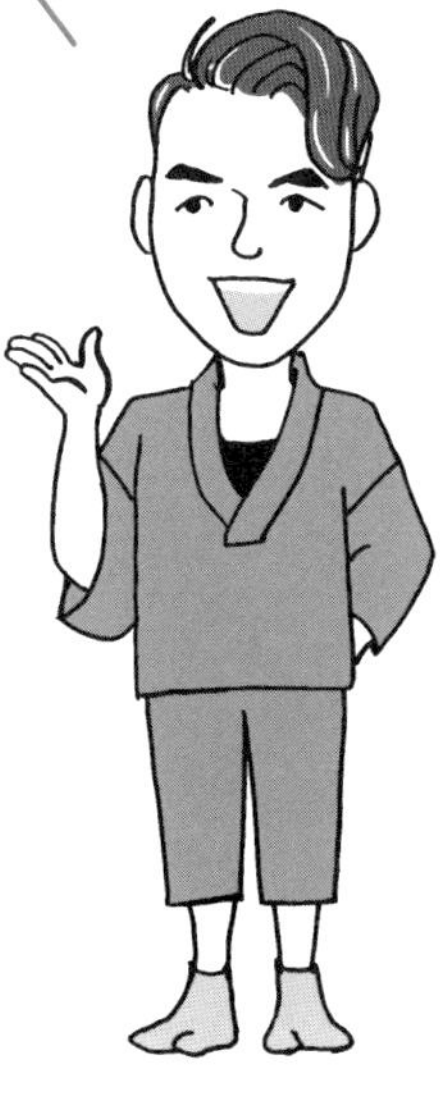

郵 便 は が き

料金受取人払郵便

豊島局承認

5629

差出有効期間
2026年10月
31日まで

●上記期限まで
切手不要です。

170-8790

33

東京都豊島区高田3-10-11

自由国民社

愛読者カード 係 行

住所	〒□□□-□□□□ 都道府県 市郡(		
	アパート・マンション等、名称・部屋番号もお書きくださ		
氏名	フリガナ	電話	市外局番 市内局番 番号 ( )
		年齢	歳
E-mail			

どちらでお求めいただけましたか？

書店名（

インターネット 1．アマゾン 2．楽天 3．bookfan
4．自由国民社ホームページから
5．その他（

ご記入いただいたご住所等の個人情報は、自由国民社からの各種ご案内・連絡・お知せにのみ利用いたします。いかなる第三者に個人情報を提供することはございません

『ふわふわめまいを自分で治す本』を
ご購読いただき、誠にありがとうございました。
下記のアンケートにお答えいただければ幸いです。

●本書を、どのようにしてお知りになりましたか。
□新聞広告で（紙名：　　　　　　　　　　新聞）
□書店で実物を見て（書店名：　　　　　　　　　　）
□インターネットで（サイト名：　　　　　　　　　　）
□人にすすめられて　□その他（　　　　　　　　　　）

●本書のご感想をお聞かせください。
※お客様のコメントを新聞広告等でご紹介してもよろしいですか？
（お名前は掲載いたしません）　□はい　□いいえ

ご協力いただき、誠にありがとうございました。
お客様の個人情報ならびにご意見・ご感想を、
許可なく編集・営業資料以外に使用することはございません。

ふわふわめまいを根本的に改善するセルフケア

足首回し&ふくらはぎもみ

効果

足首のストレッチ、
ふくらはぎの筋肉の柔軟性を高める効果がある

目的

ふくらはぎの筋肉を柔軟にすることで、
脚の血行を促進する。
入浴中におこなうことで、
血行促進効果をさらにアップすることができる

解説&やり方を
動画でチェック

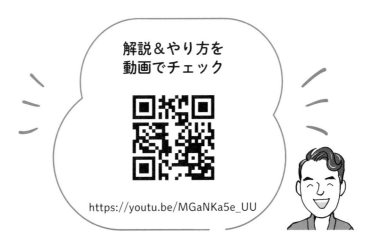

https://youtu.be/MGaNKa5e_UU

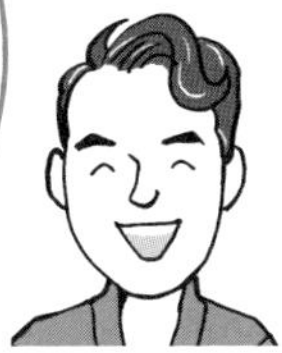

ふくらはぎのストレッチ以外に骨盤歩きという別のセルフケアも紹介しています。下腹部の血流改善に有効なのでこちらも試してみてください

足首回し&ふくらはぎもみのやり方

1 足の指に手の指を絡めて握り、足首をぐるぐると動かす

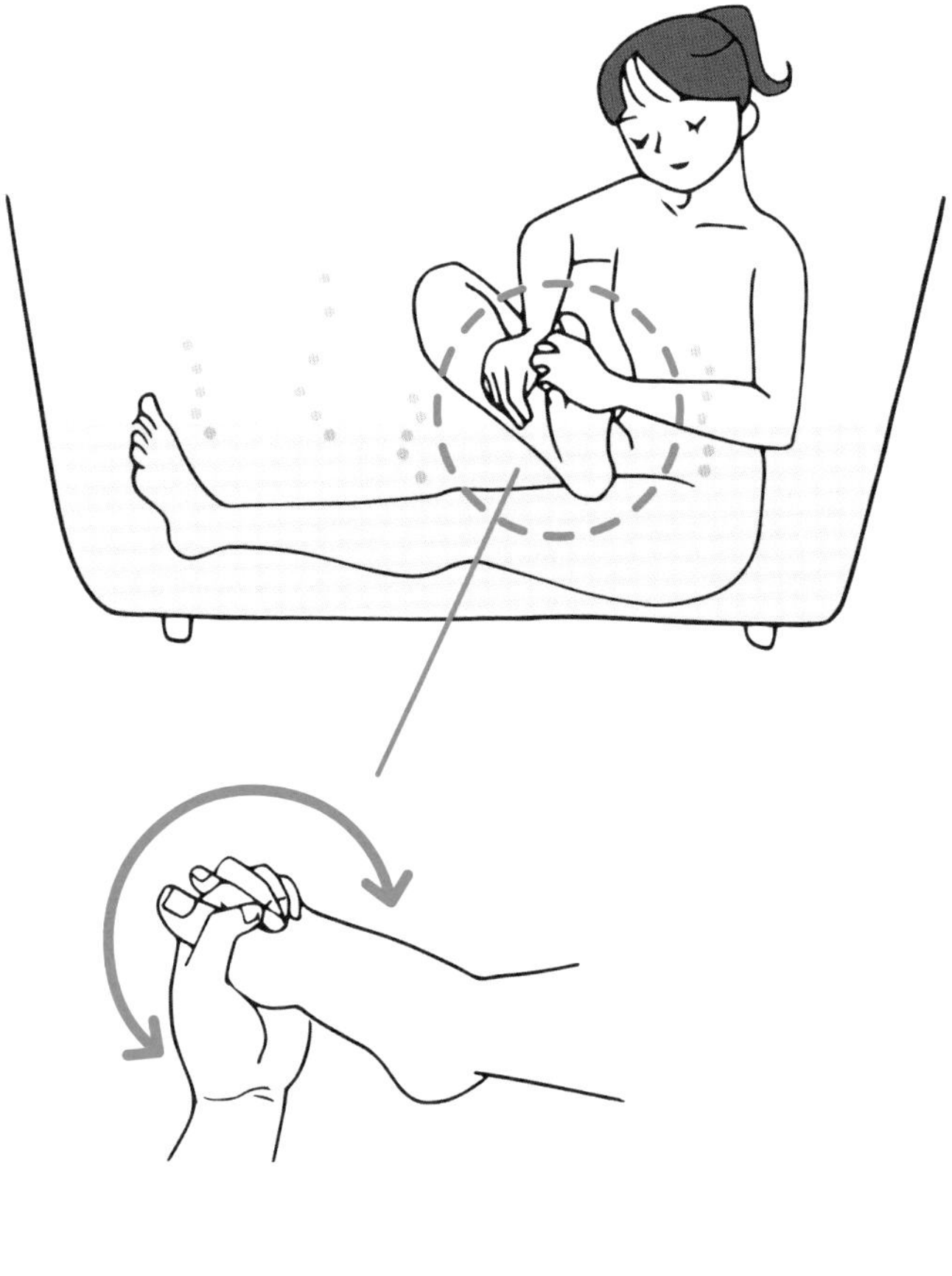

2 ふくらはぎをつかんでもむ

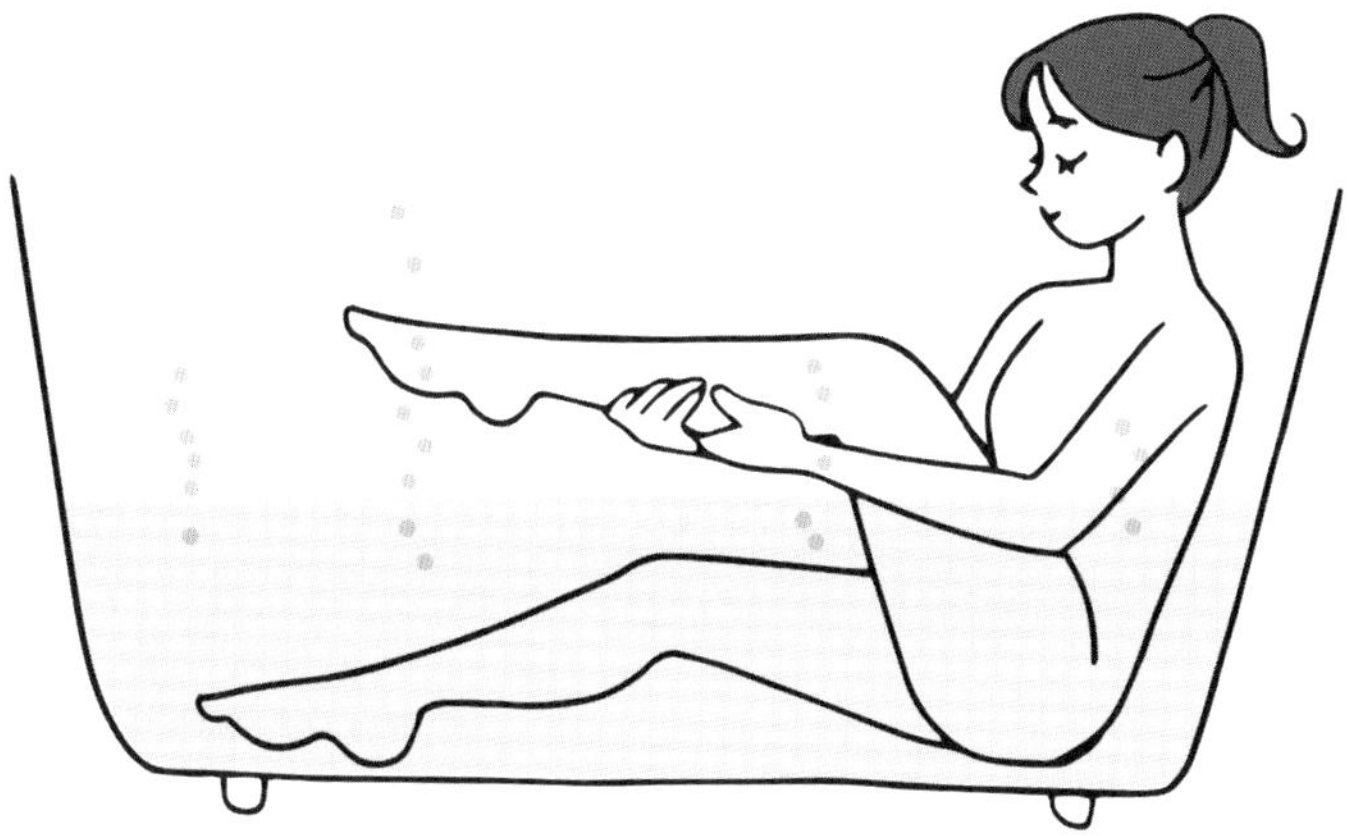

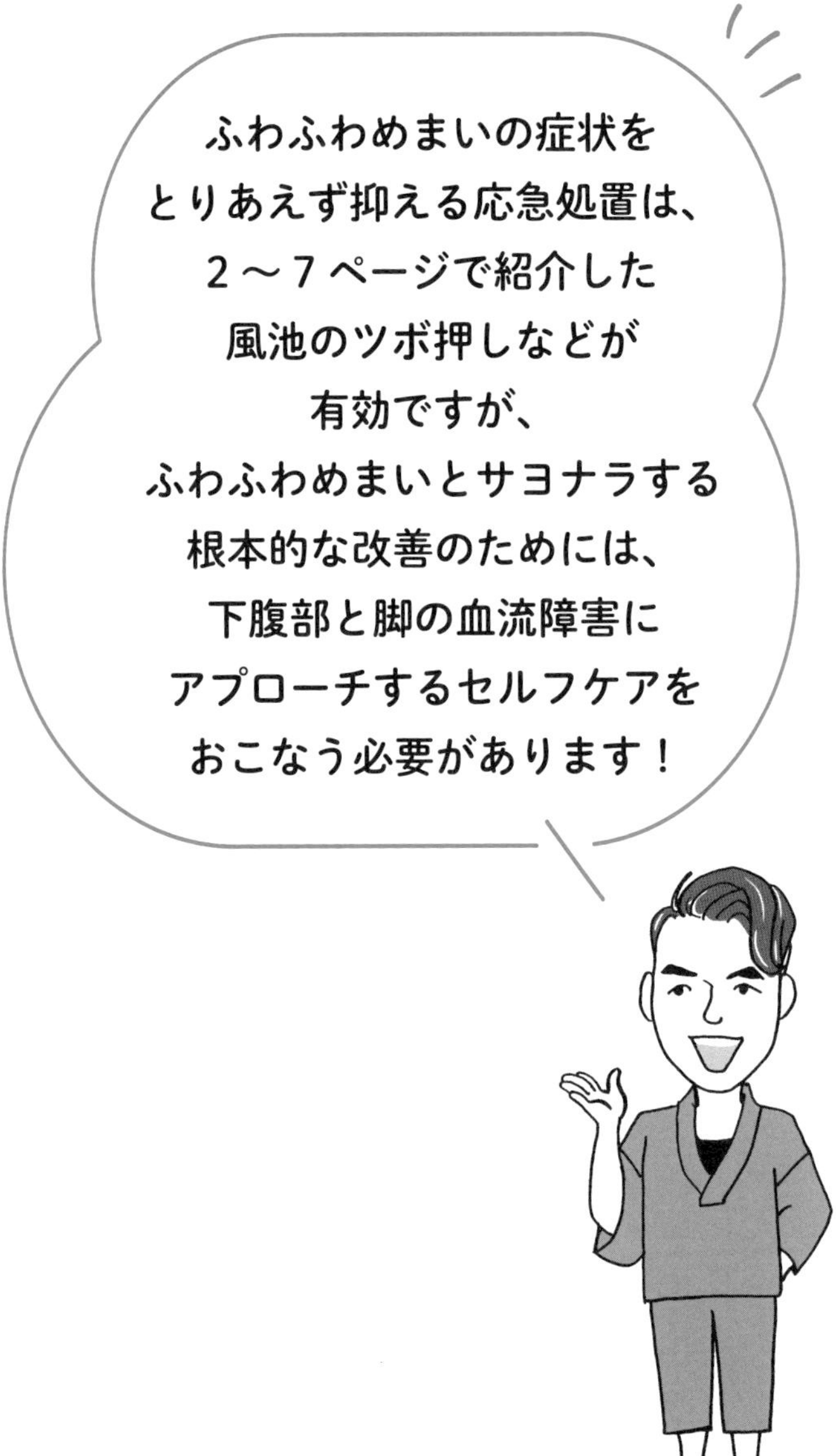
ふわふわめまいの症状を
とりあえず抑える応急処置は、
2～7ページで紹介した
風池のツボ押しなどが
有効ですが、
ふわふわめまいとサヨナラする
根本的な改善のためには、
下腹部と脚の血流障害に
アプローチするセルフケアを
おこなう必要があります！

ふわふわめまいを改善する
2つのアプローチ・ポイント

応急処置をする場合のアプローチ・ポイント
（首や肩回りの筋肉のコリ）

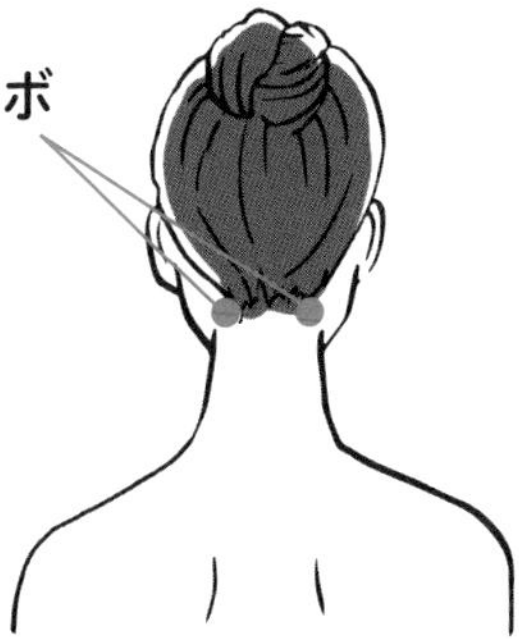

風池のツボ

ふわふわめまいの症状を鎮める応急処置は、2～7ページで紹介している風池のツボ押しなどのセルフケアが有効です

根本的に改善する場合のアプローチ・ポイント
（下腹部と脚の血流障害）

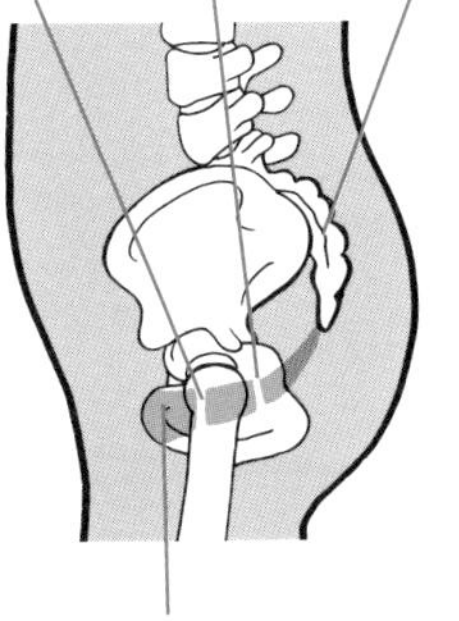

尿道
肛門
尾骨《びこつ》
骨盤底筋群

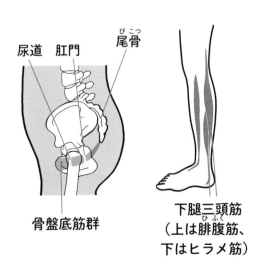

下腿三頭筋
（上は腓腹《ひふく》筋、
下はヒラメ筋）

ふわふわめまいを根本的に改善するためには、下腹部は骨盤底筋（56～61ページ参照）、脚はふくらはぎ（下腿三頭筋。66～69ページ参照）にアプローチするセルフケアをおこない、血流を促進する方法が有効です

column めまいの改善を邪魔する3匹の魔物②

変化への恐れ

ふわふわめまいの
原因となる悪習は
すぐに改める。
変化を恐れずに
治療を続けよう！

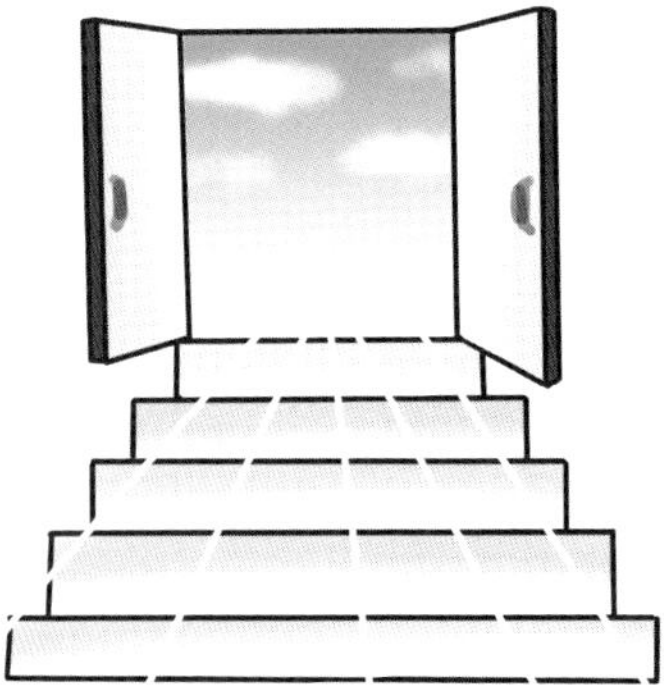

ふわふわめまいの原因は、
長年続けてきた生活習慣の
積み重ねによるものが多い
です。しかし、原因となって
いる悪習であっても、変える
ことに躊躇する患者さんは
少なくありません。
改善するために、変化を恐れず、
治療を続けていきましょう

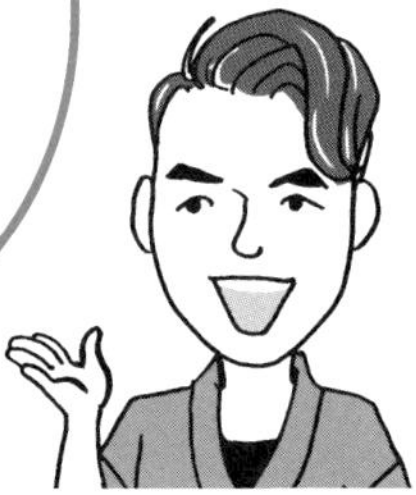

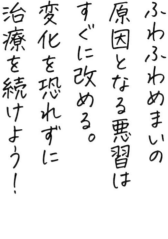

第3章

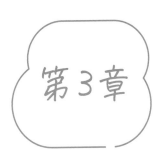

とっさのめまいに役立つQ＆A日常のシーン別セルフケア

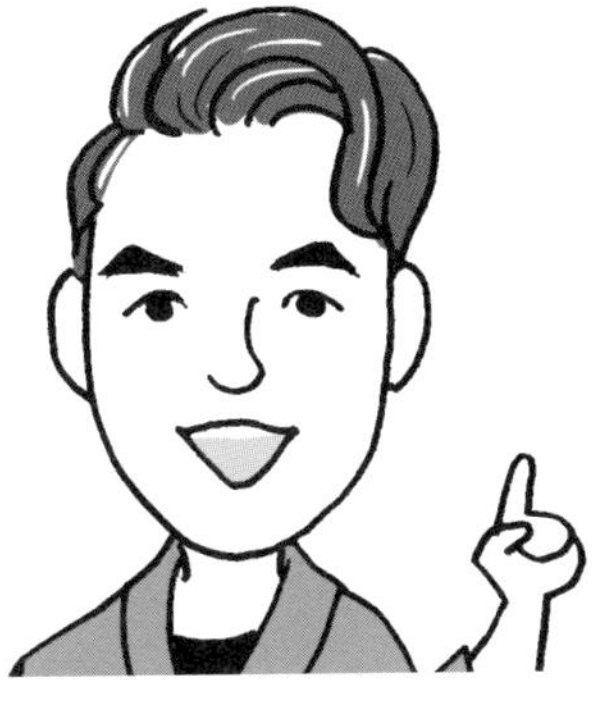

ふわふわしたときの対処法

急に暑くなった日に…

Q

急に気温が
上がってくると
ふわふわめまいの
症状が出ます。
どうすればいい？

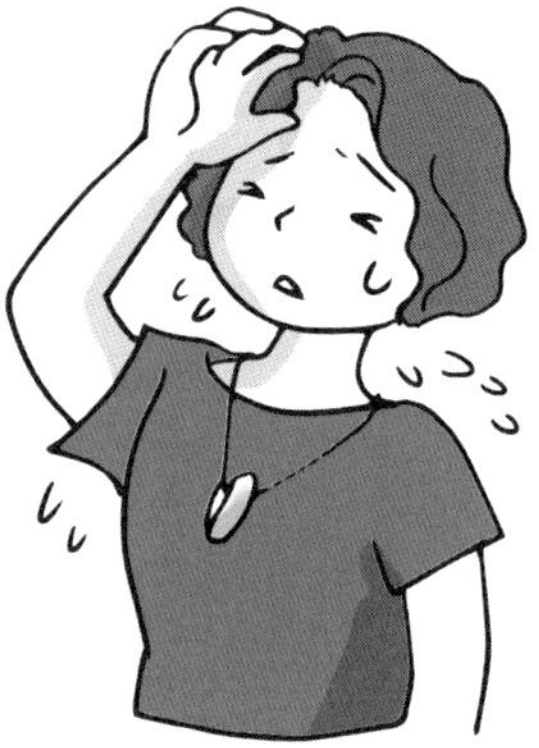

A

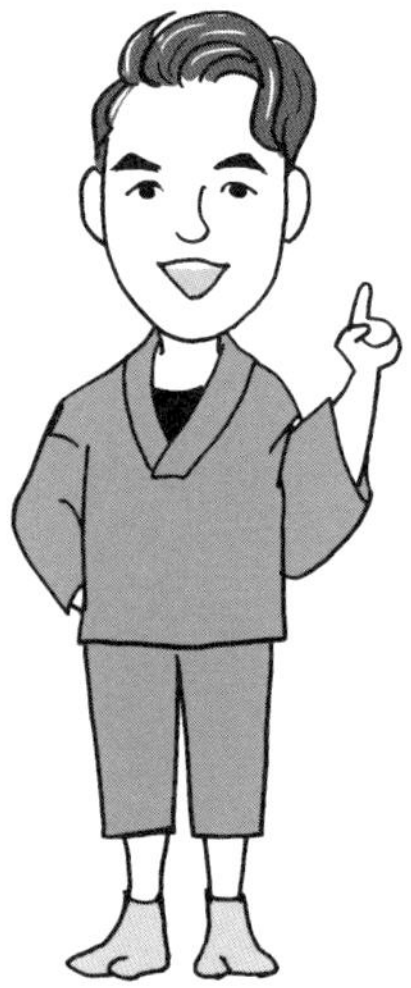

夏場はもちろん、
春先や車の中などは
症状が出やすく
なります。対処法は、
7ページと同様に
後頭部を冷やすことです

寒暖差（寒→暖）で暑い日は後頭部を冷やす

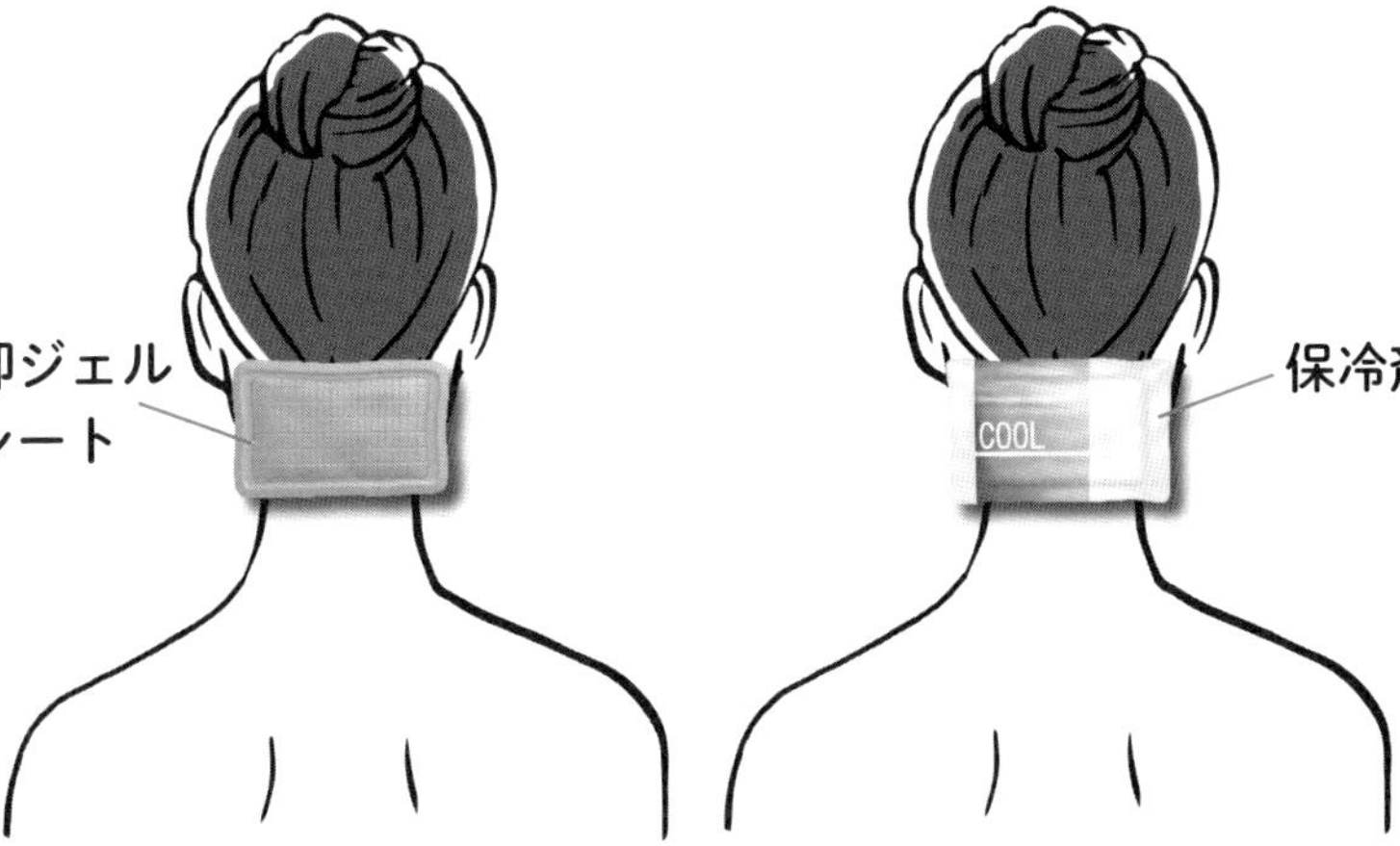

ちなみに

保冷剤や冷却ジェルシートの他にも、
袋をたたくと冷える瞬間冷却剤などの
冷却グッズ、濡れたタオルなどでもOKです

暑くなる日はあらかじめ冷やすのもOK！

暑くなりそうな日は、あらかじめ後頭部を
冷やしておくことで予防対策にもなります。
（ただし、暑くない日にも漫然と
冷やしてしまうのはNGです）

ふわふわしたときの対処法

寒くなった日に…

Q

寒い日に
ふわふわめまいの
症状が出ます。
どうすればいい？

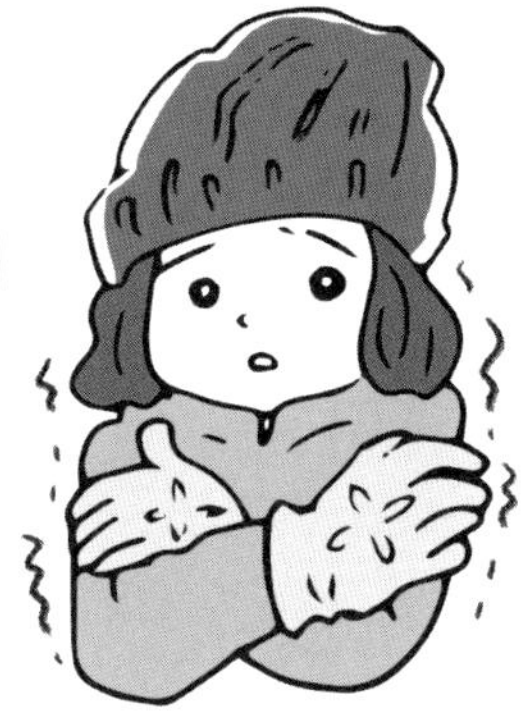

A

春先の寒の戻り、
また温かい室内から寒い外に
出た瞬間などは本能的に体が
力み、首肩のコリが悪化して
症状が出やすくなります。
予防法は、首回りを冷やさな
いこと。また、症状の改善には、
風門《ふうもん》のツボを温めると
よいでしょう

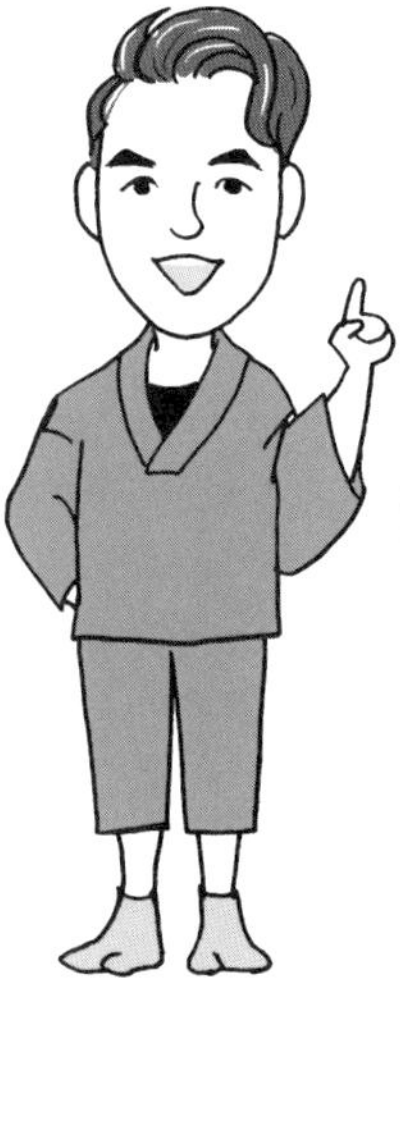

首回りを冷やさない＆風門《ふうもん》のツボを温める

症状の改善

風門周辺をカイロで温める

風門のツボは、首の付け根にあたる肩の中央部、肩甲骨の間にある

※服・肌着の上から

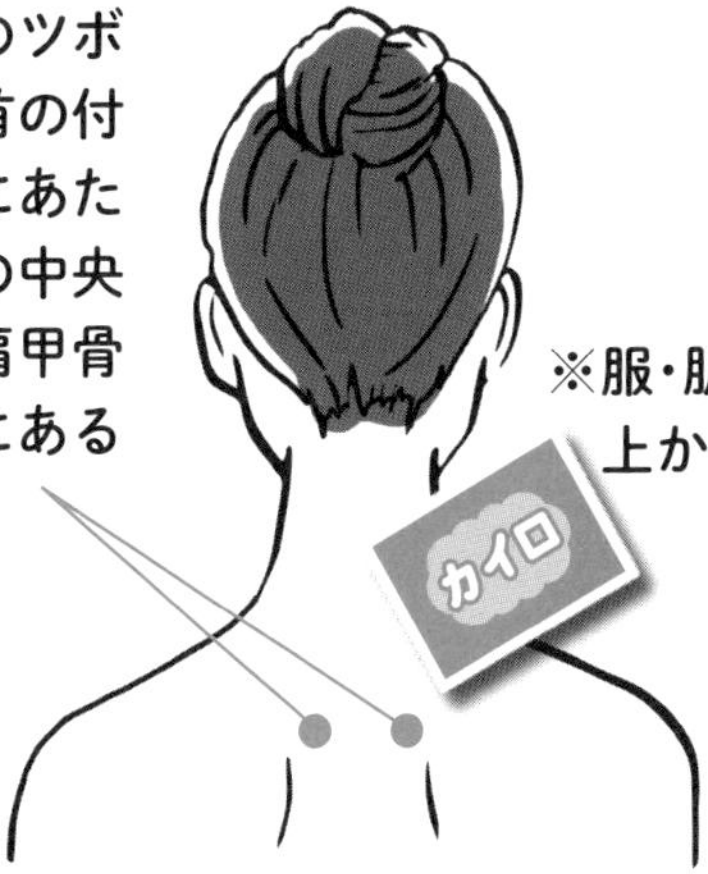

予防対策

マフラー

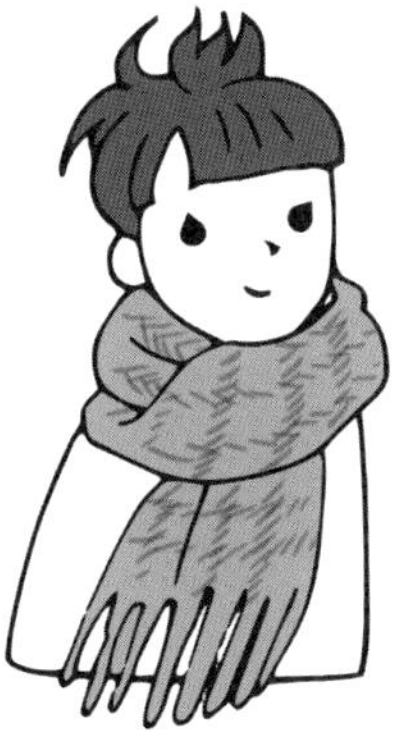

首回りだけでなく、手首・足首も冷やさないようにする

風門のツボとは？

風門のツボは、東洋医学では、首や肩の筋肉が交錯する部分であり、人間が寒さを感知する場所をされています。冷やす場合とは異なり、後頭部を温めるのはNGなので、間違わないように注意しましょう

ふわふわしたときの対処法

緊張・焦りなどでパニクって…

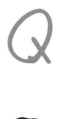

Q

急激な
ストレスにより
イライラしたり、
動揺したときに
症状が出ます。
どうしよう……

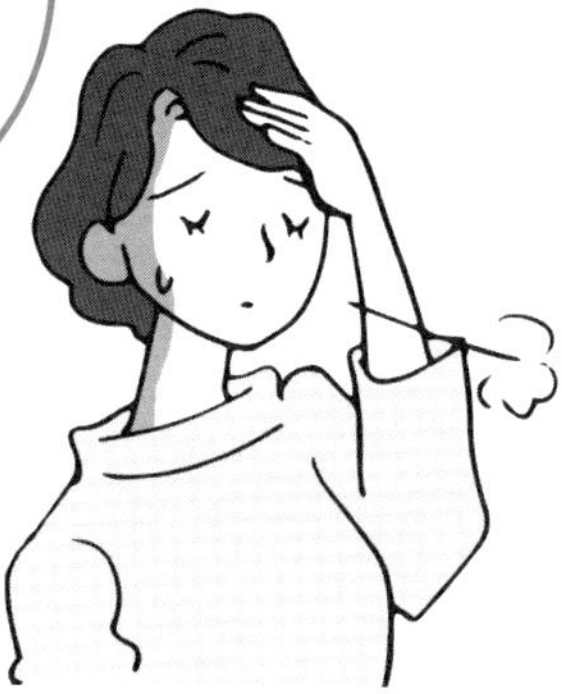

A

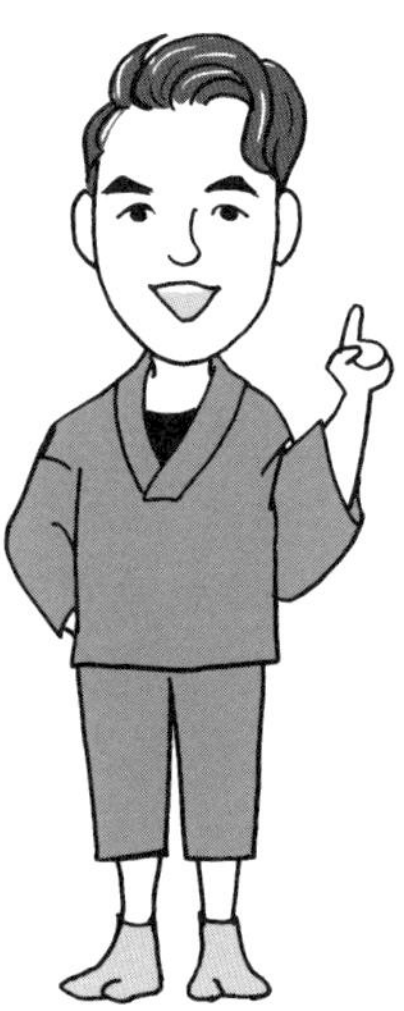

のぼせは、精神的なストレスによっても引き起こされます。また、思っていたよりも電車が混んでいたときなど、プレッシャーを感じたときも同様です。そんなときは、合谷《ごうこく》のツボ押し＋呼吸法の合わせ技で症状を抑えましょう！

合谷《ごうこく》のツボ押し＋呼吸法で緊張を緩和する

合谷のツボ押し＋呼吸法が効く３つの理由

① 合谷のツボ押しで肩のコリを改善する＆頭にたまったエネルギーをおなかにおろすルートを確保する（首の前側にある胸鎖乳突筋の下にある血管の血行を促進する）

② 丹田呼吸法により頭にたまったエネルギーを丹田（おなか）に誘導しておろす

③ ①と②の相乗効果でふわふわめまいを改善する

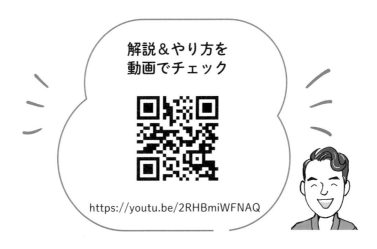

解説＆やり方を
動画でチェック

https://youtu.be/2RHBmiWFNAQ

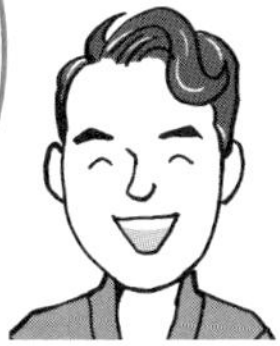

合谷のツボ押しのやり方

1　合谷のツボを探す

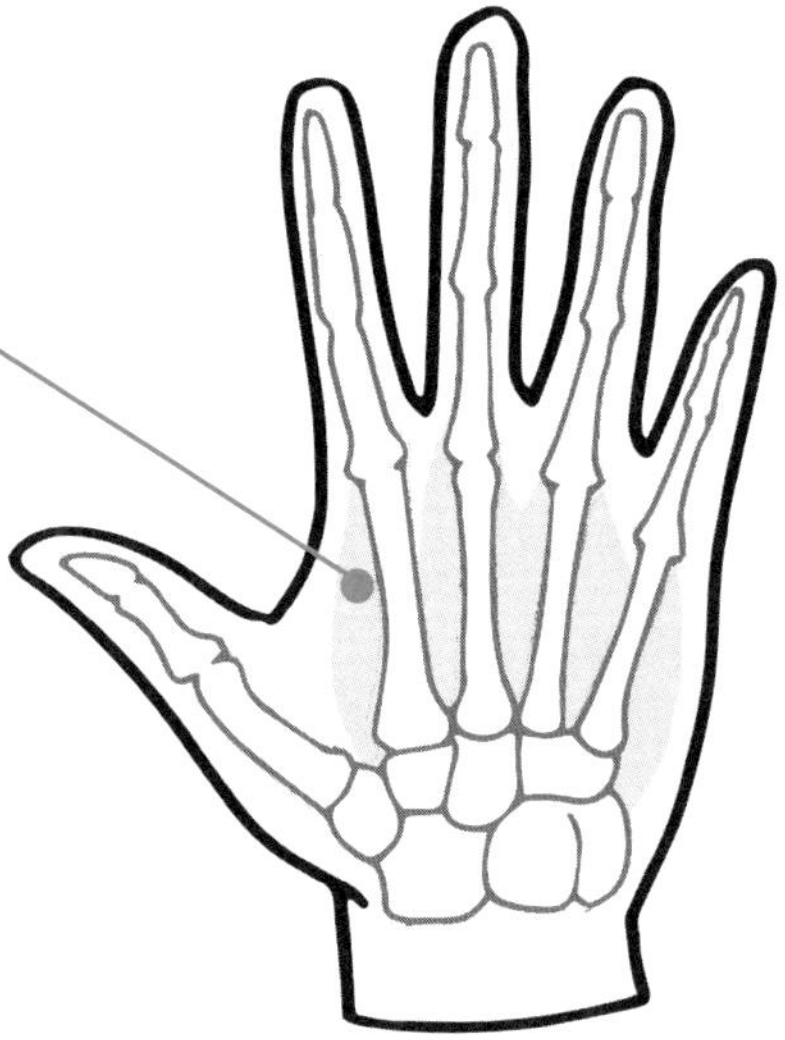
合谷のツボは、手の甲側の親指と人差し指の骨が囲む三角エリアの中で、人差し指の骨沿いの真ん中あたりにあります

合谷は鍼灸師が施術する
一般的なツボ

合谷のツボ押しは、首の前側の筋肉（胸鎖乳突筋《きょうさにゅうとつきん》）の緊張を緩和する効果があるツボで、多くの鍼灸師が施術する一般的なツボです。

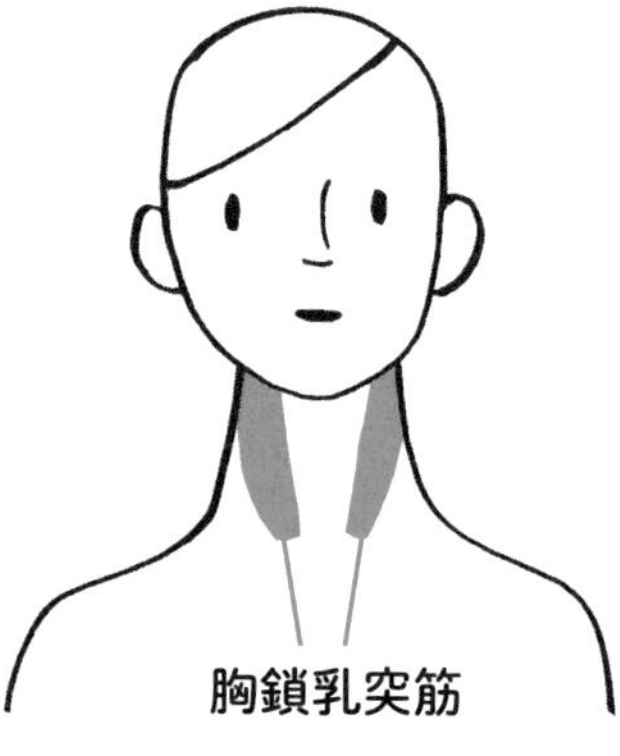
胸鎖乳突筋

2 反対の手の親指で、合谷のツボを押しながら……

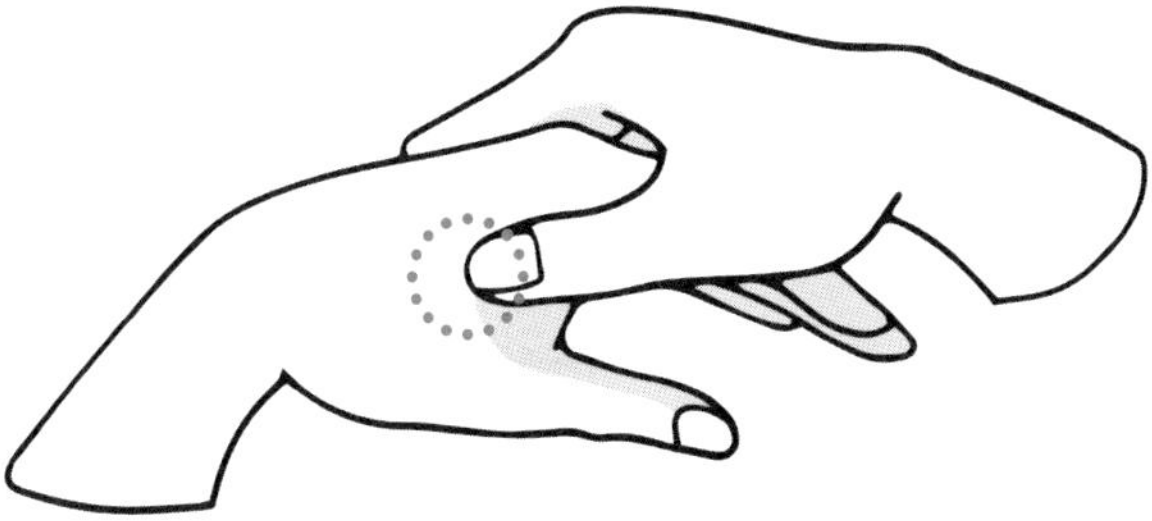

3 押されているほうの手のひらを交互に握る（グー）、開く（パー）をくり返す

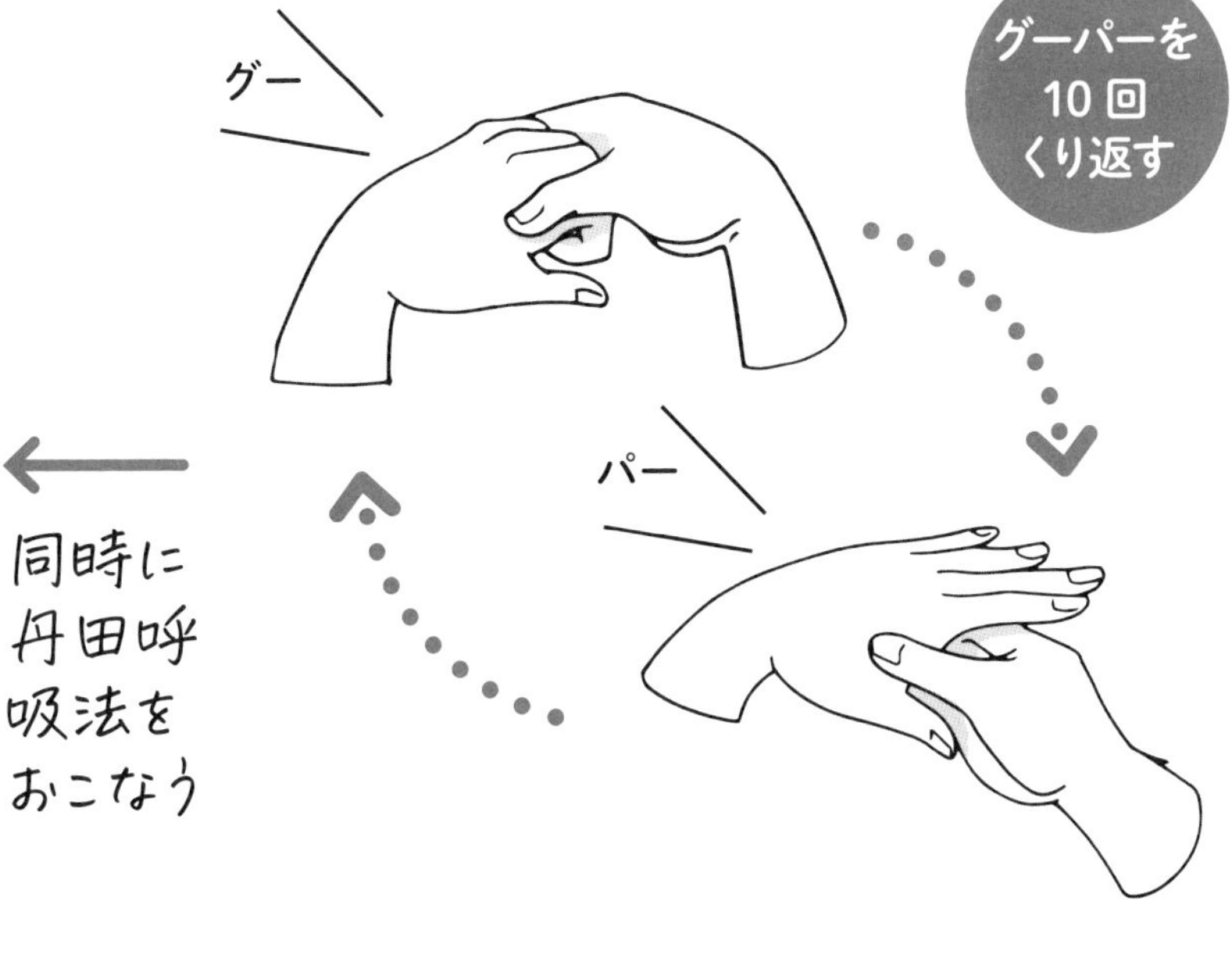
グー
グーパーを
10回
くり返す
パー
同時に
丹田呼
吸法を
おこなう

丹田《たんでん》呼吸法のやり方

1　丹田を探す（おへそから指4本分くらい下のあたり）

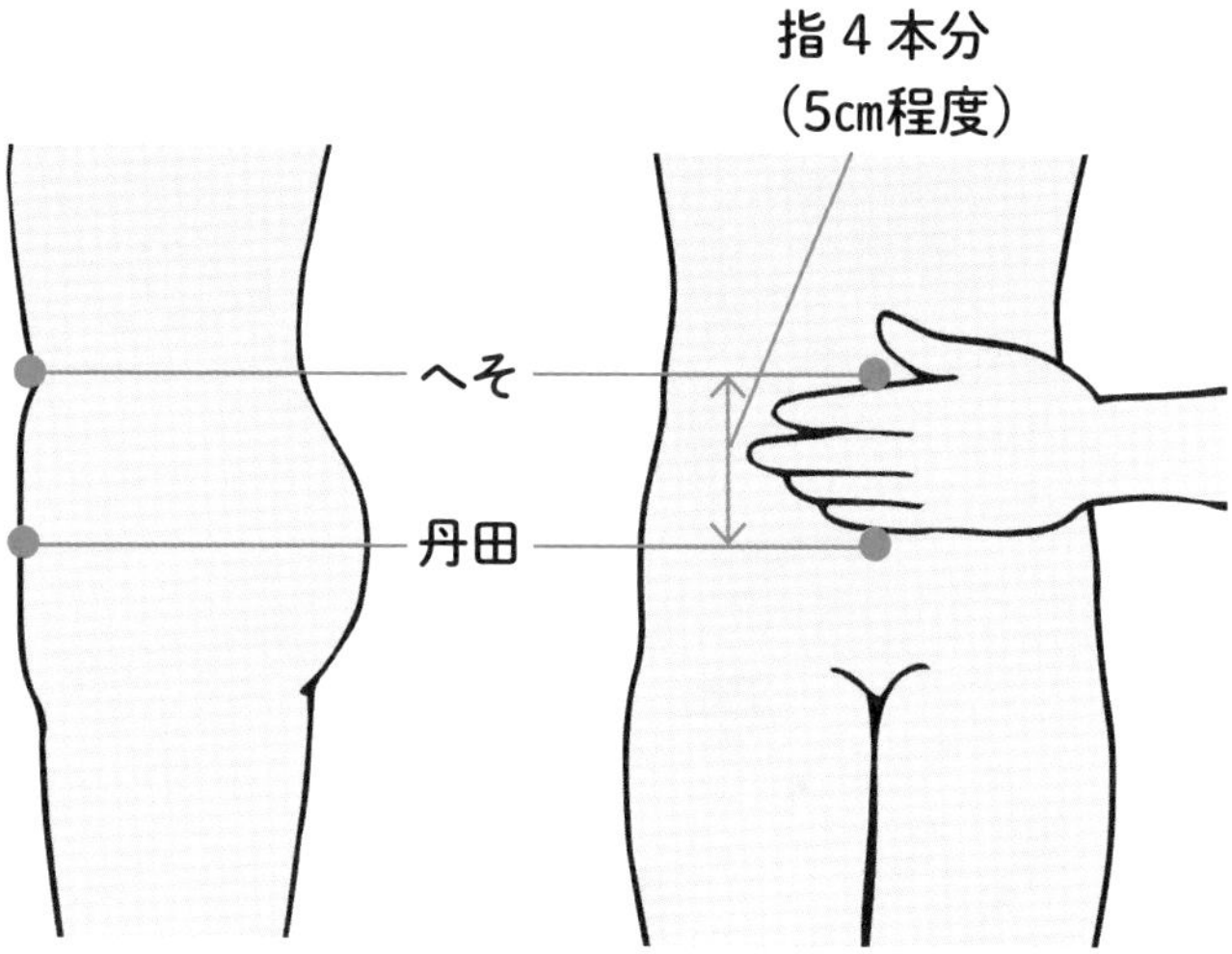

2　口をすぼめる

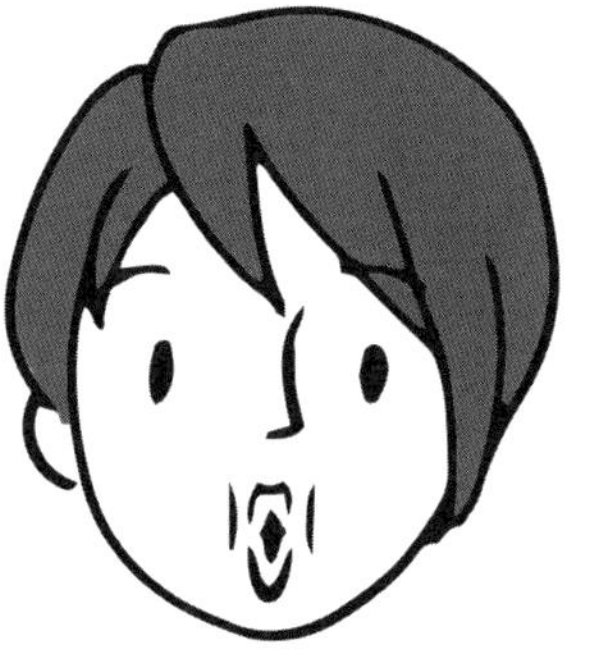

3 鼻から息を吸い、お尻の穴をキュッとしめて、口をすぼめたまま空気を3回に分けて吐く

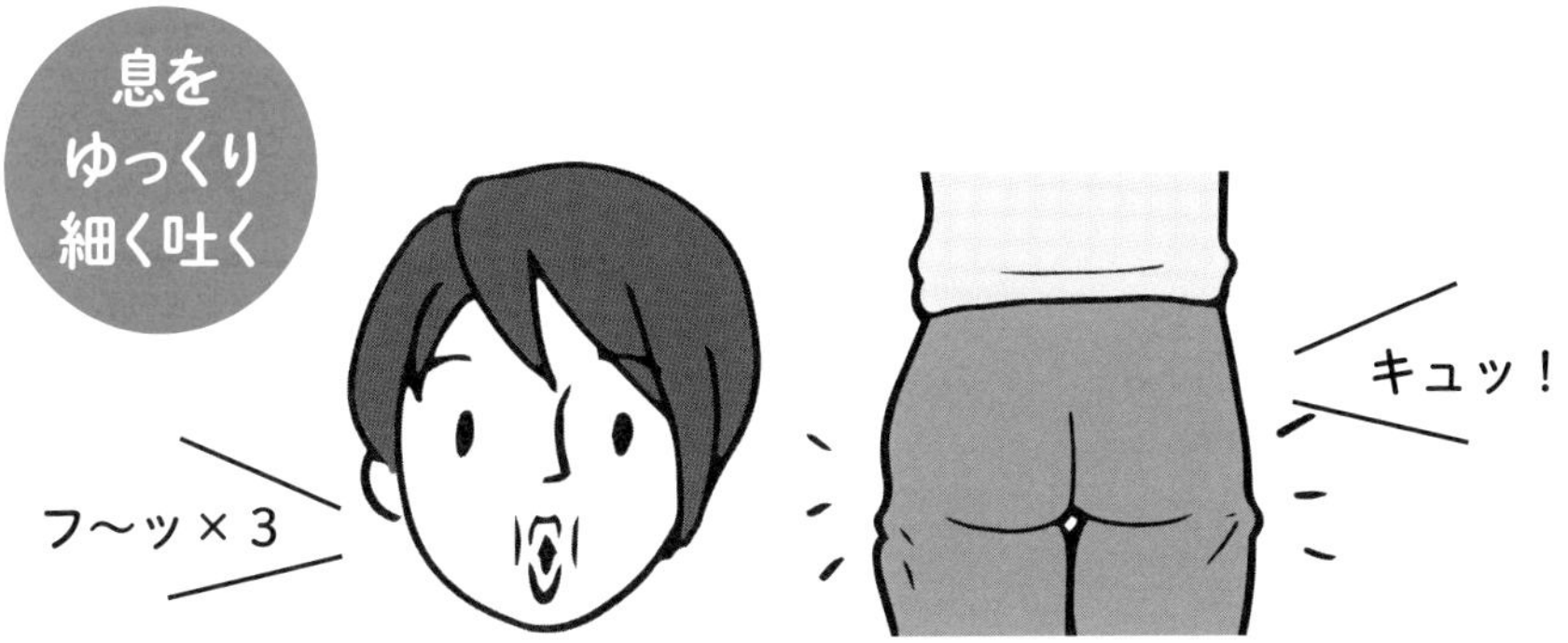
息を
ゆっくり
細く吐く
フ〜ッ×3
キュッ！

4 息を吐きながら、エネルギーが頭から丹田へと下りてくることをイメージする

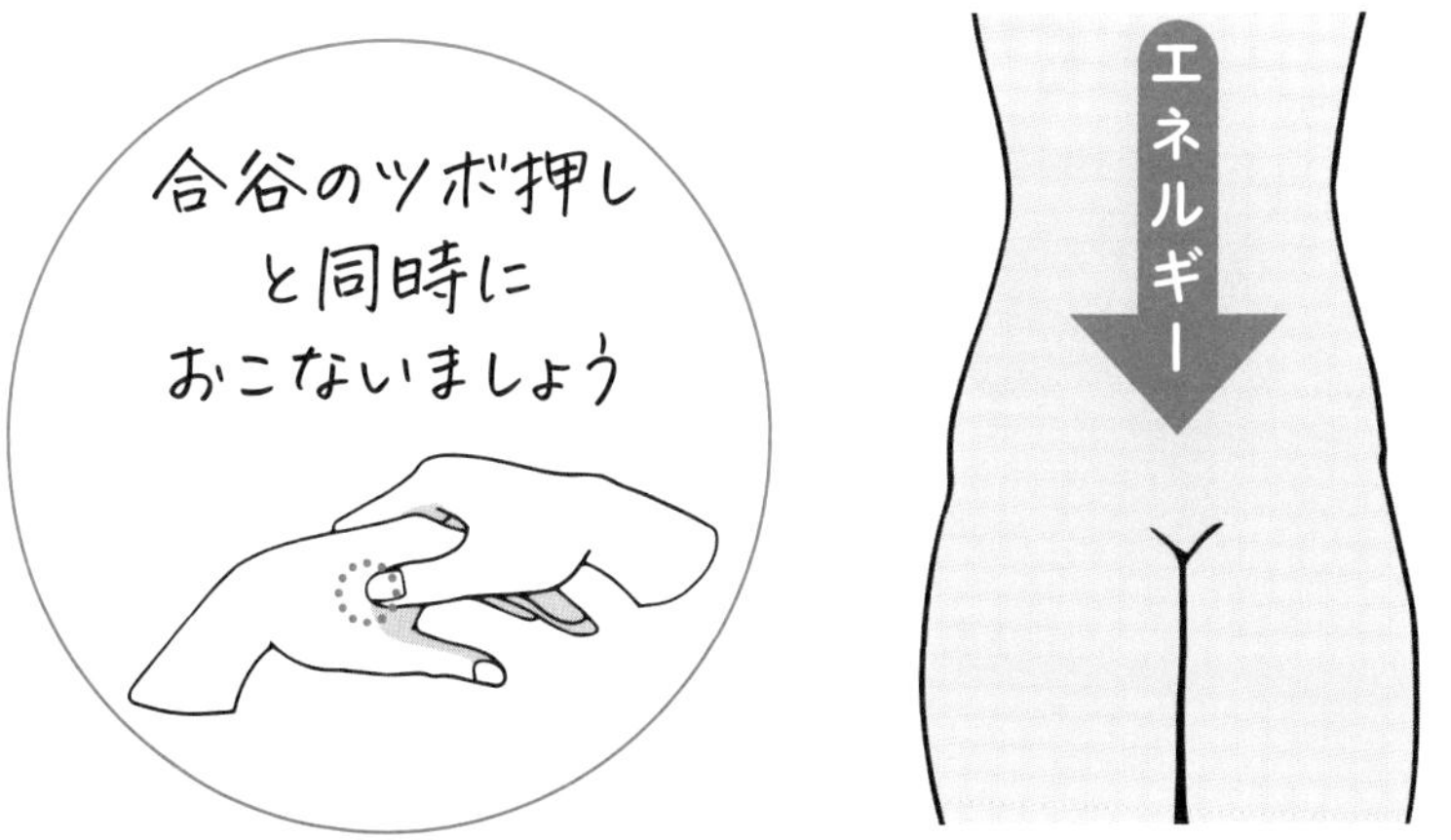
合谷のツボ押し
と同時に
おこないましょう
エネルギー

ふわふわしたときの対処法

美容院・歯医者で出てしまう…

Q

美容院や
歯医者で
症状が出る
ことが多く、
困っています……

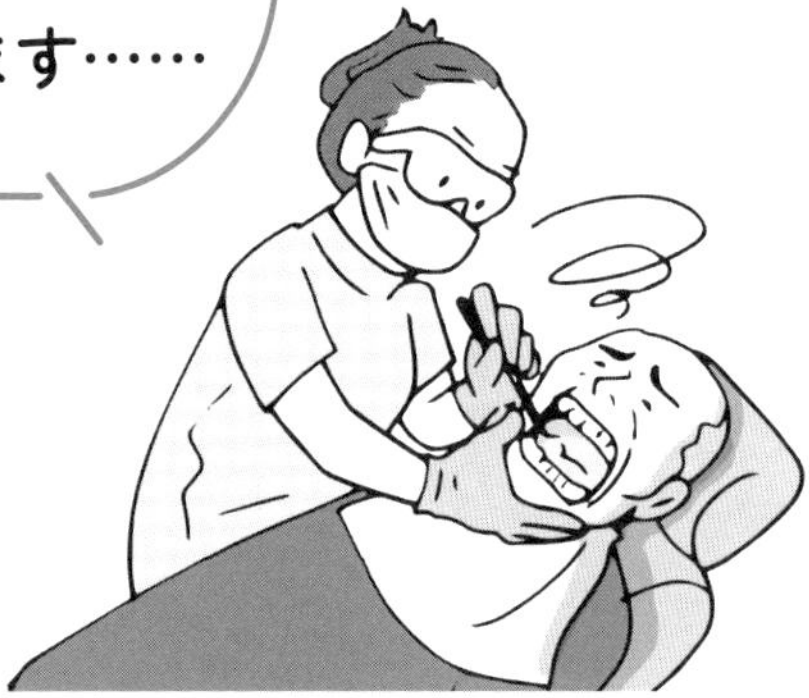

A

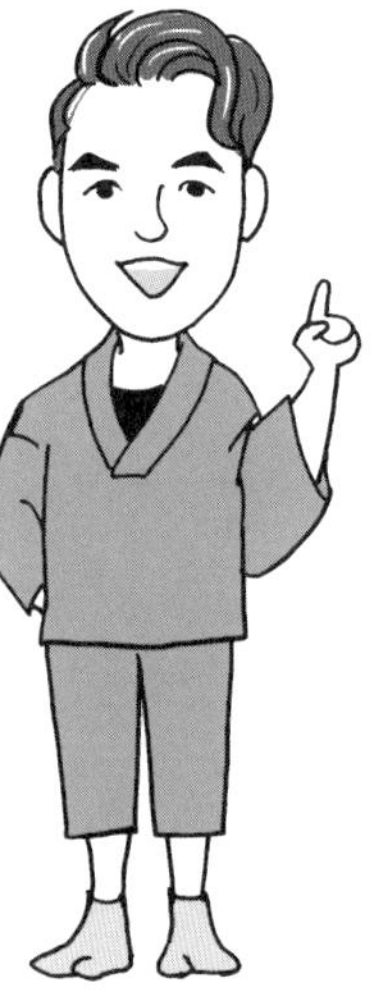

実は、ふわふわめまいの人によくあることです。イスから立ち上がれない状況下で、のぼせが生じてしまうことが原因です。左の3つのNG行動を改善することで、ふわふわめまいの症状が出ないように予防しましょう！

美容院・歯医者における3つのNG行動

ふわふわめまいにつながるNG行動

① 体を丸めて座る＆手を組む
（おなかを圧迫して呼吸が浅くなる）

② イスが倒れるときにヘッドレストに
頭を預けていない
（首に力が入って血行が悪くなる）

③ 体調が優れないときに無理して行く

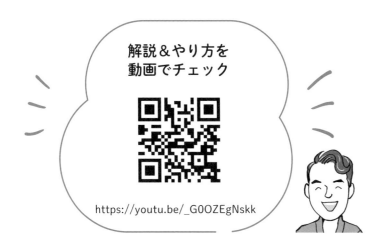

解説＆やり方を
動画でチェック

https://youtu.be/_G0OZEgNskk

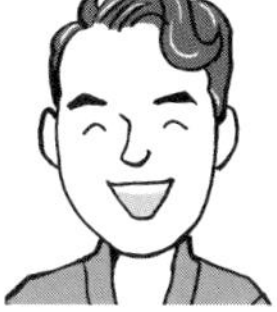

美容院・歯医者で気をつけること

1 イスには深く座って、
骨盤から体をまっすぐ
起こす。
手は組まずに横に
伸ばして、胸を開いて
呼吸しやすい姿勢で
座る

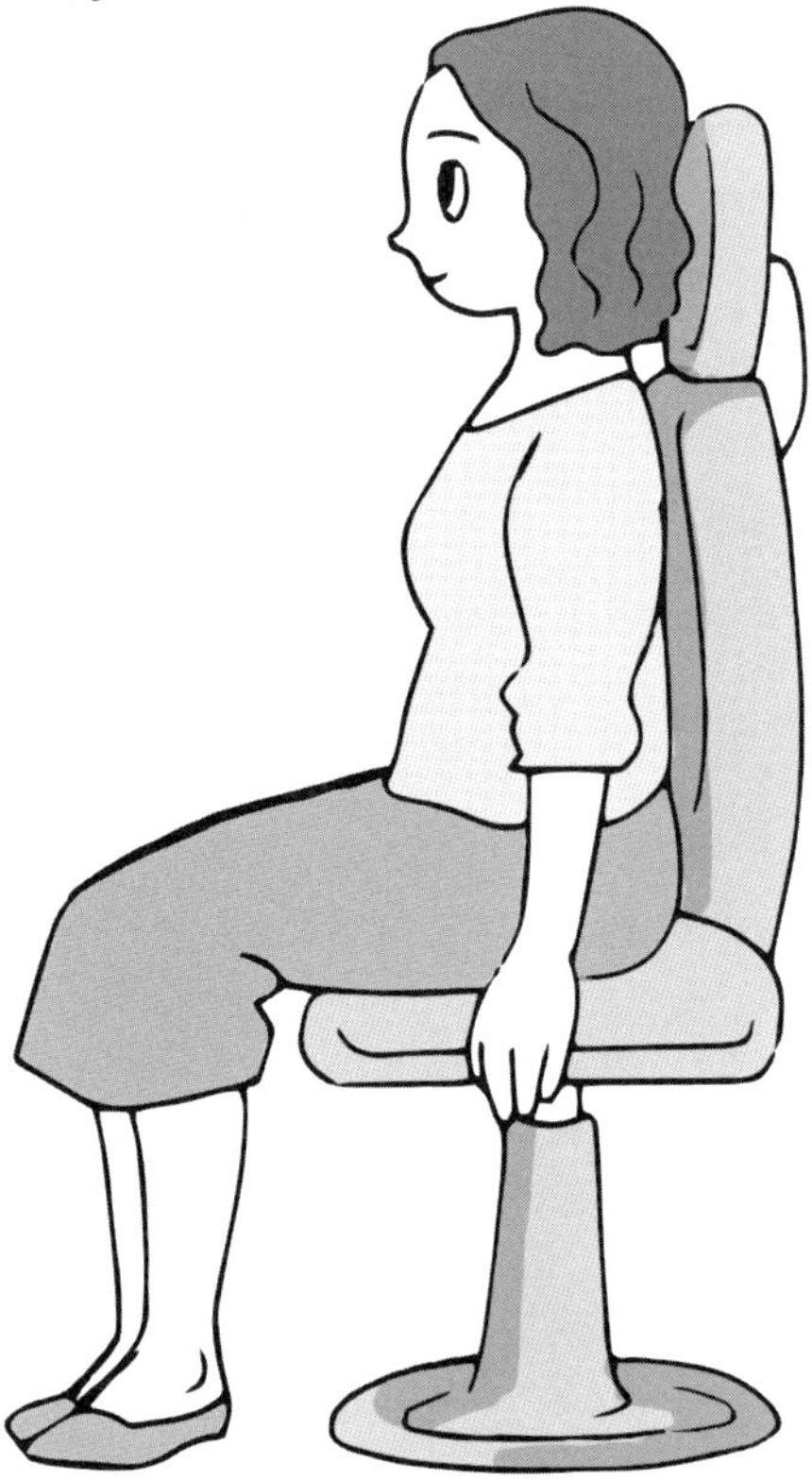

2 イスを倒すとき、戻すときは、ヘッドレストに頭をしっかり預ける

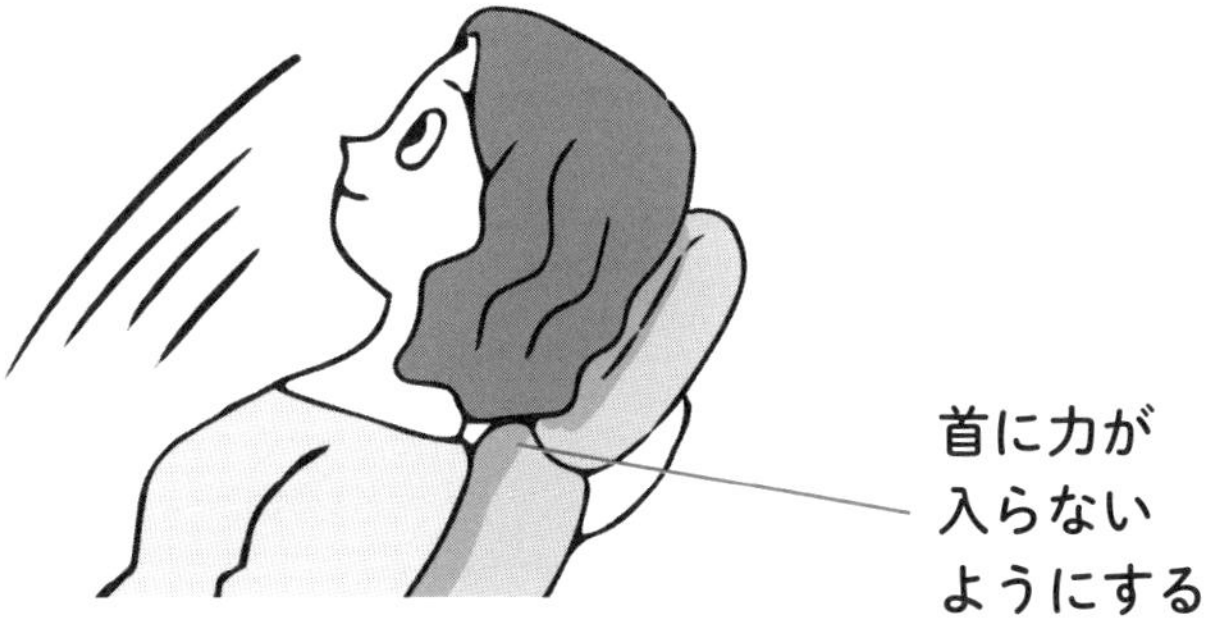
首に力が
入らない
ようにする

3 体調が優れないときに無理に行かない

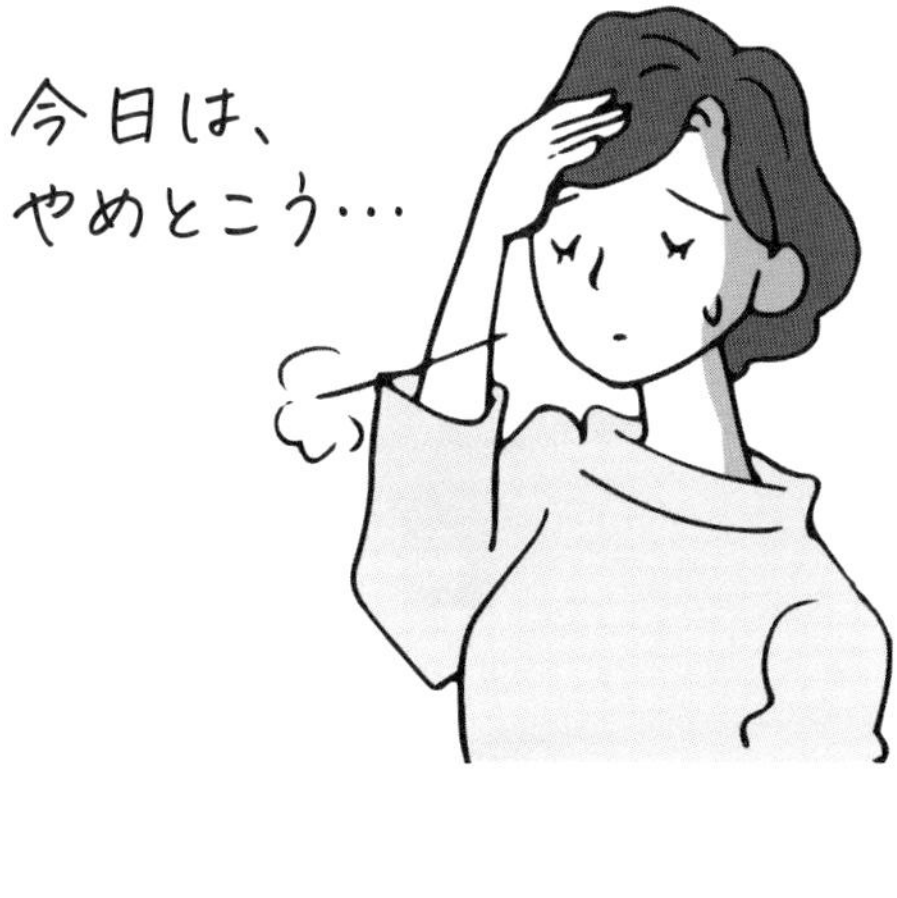
今日は、
やめとこう…

めまいが出たときの対処法

朝起きて強いめまいが…

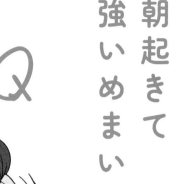

Q

朝起きたときに
強いめまい
（ぐらぐら、
ぐるぐる）が出て
しまうんです…

注意
ふわふわ
めまいは、
対象外です！

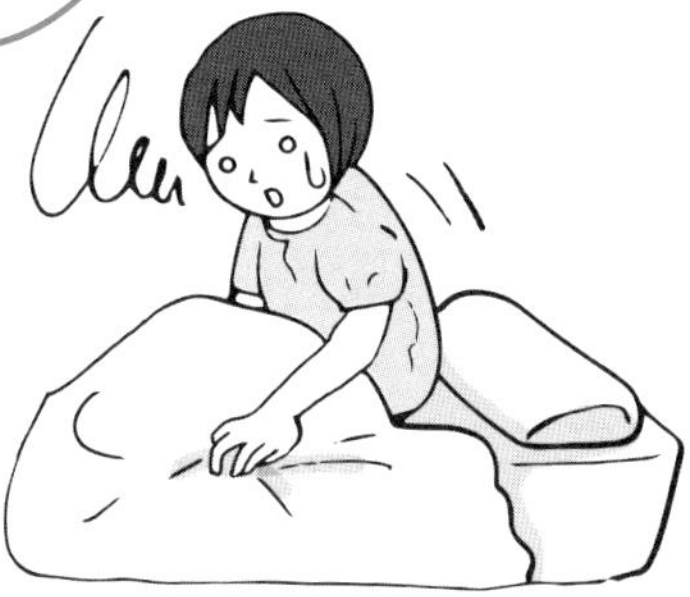

A

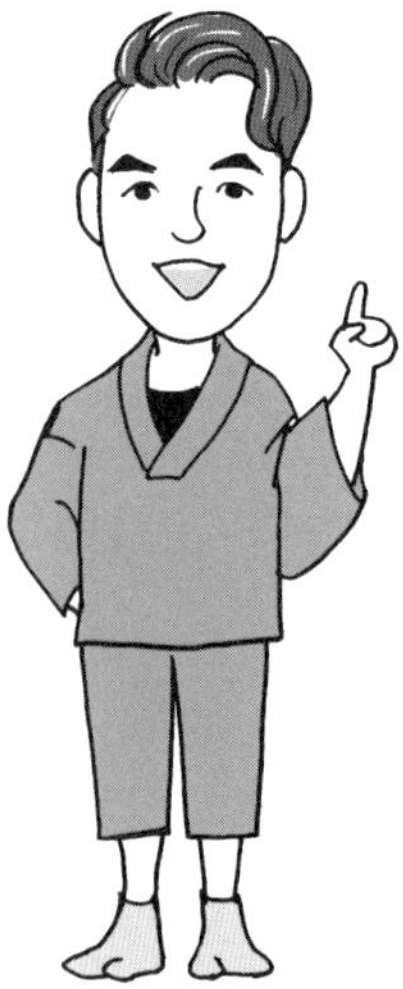

特に生理中や疲労がたまっているときに、朝起きるとめまいが悪化して出る患者さんは少なくありません。
対処法は、足湯です。
足を温めることで、首や肩の緊張がほぐれてめまいの症状が改善します。予防法として、寝床からの起き上がり方も解説します

足湯で
朝のめまいを改善する

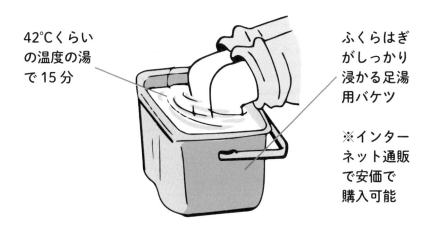

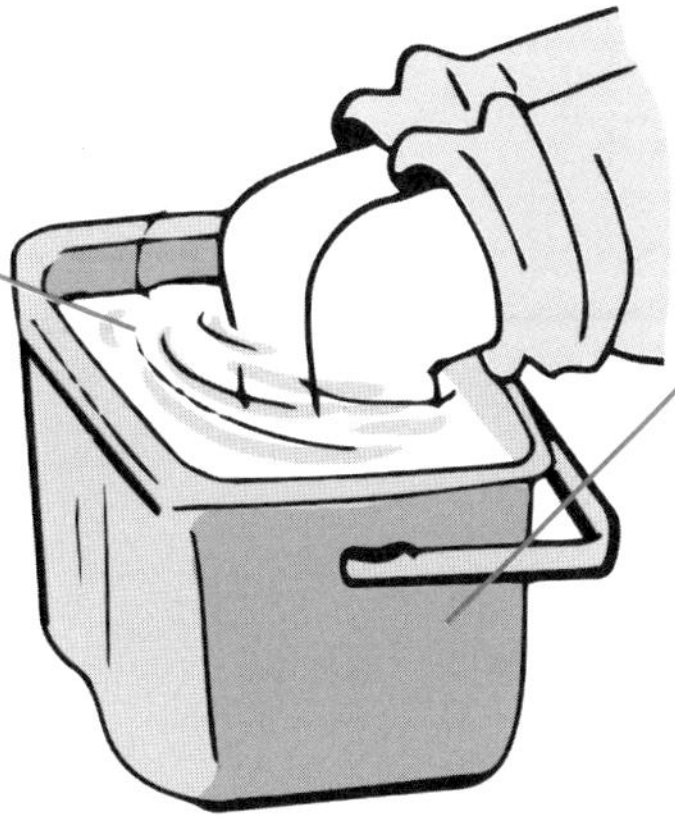
42℃くらいの温度の湯で15分
ふくらはぎがしっかり浸かる足湯用バケツ
※インターネット通販で安価で購入可能

「第2の心臓」であるふくらはぎを温めることで、首のコリを改善して、めまいの症状を抑える

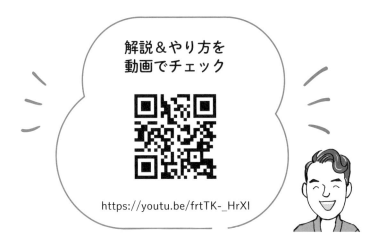

解説＆やり方を
動画でチェック

https://youtu.be/frtTK-_HrXI

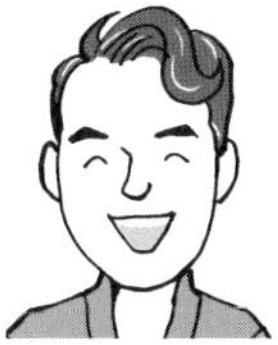

朝のめまいを防ぐ起き上がり方

NG

あおむけの状態で、
上を向いたまま起き上がる

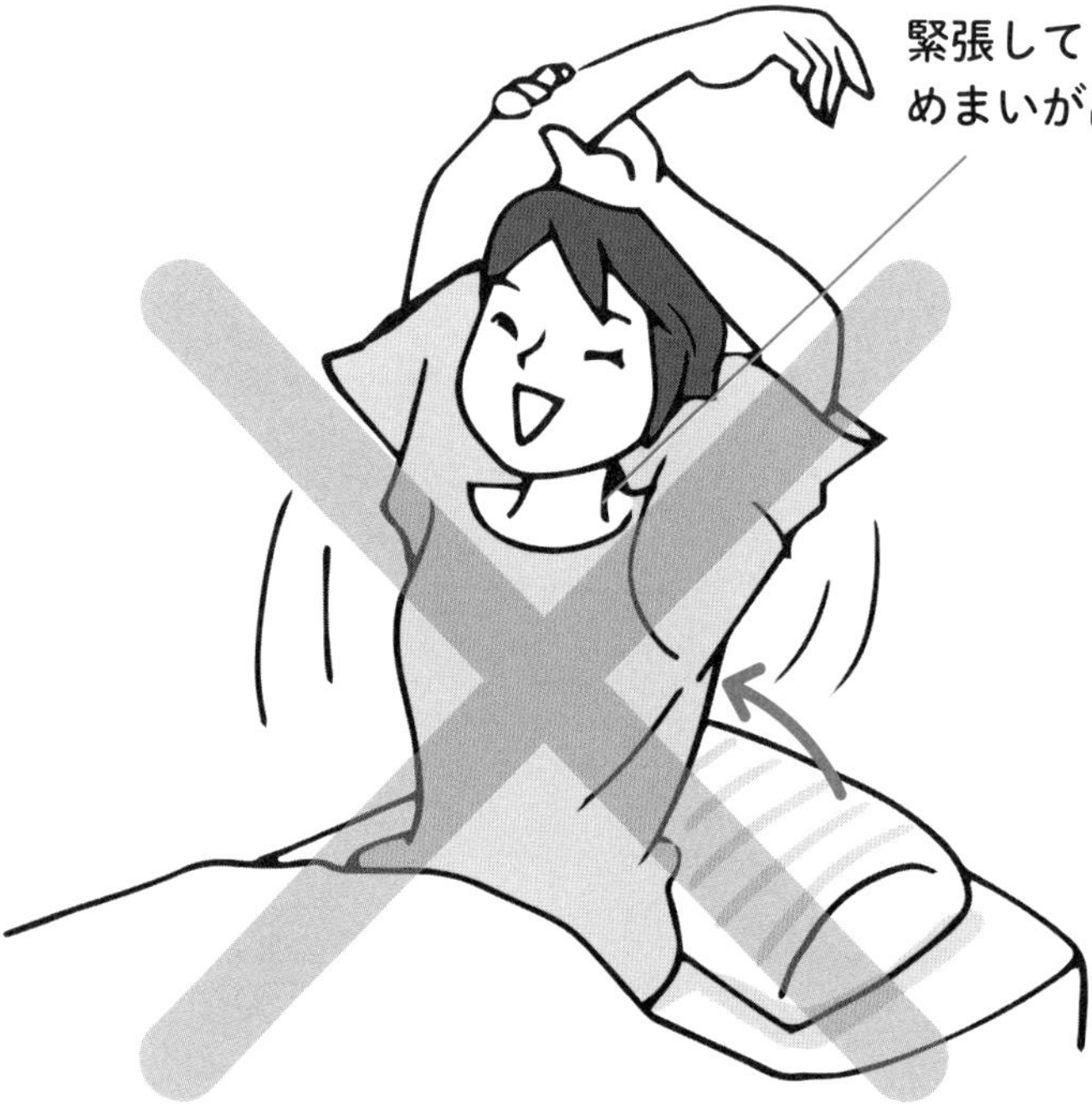

1 ひざを立てる

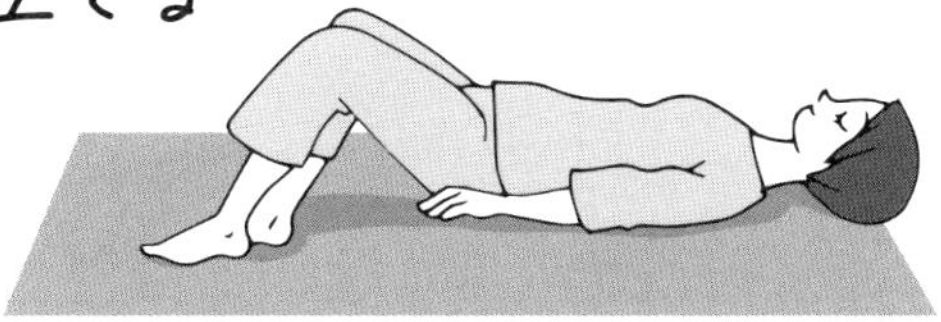

2 ひざを倒す（倒しやすいほうでよい）

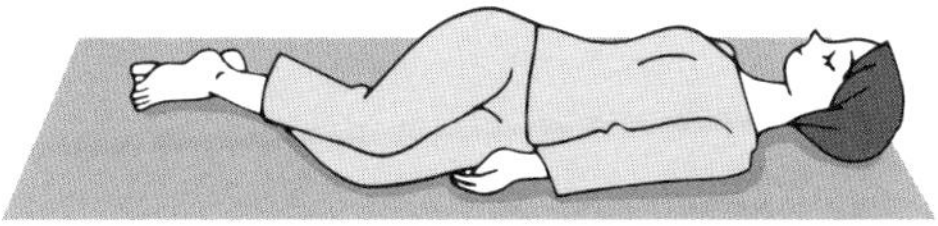

3 頭と上半身を一緒に倒す

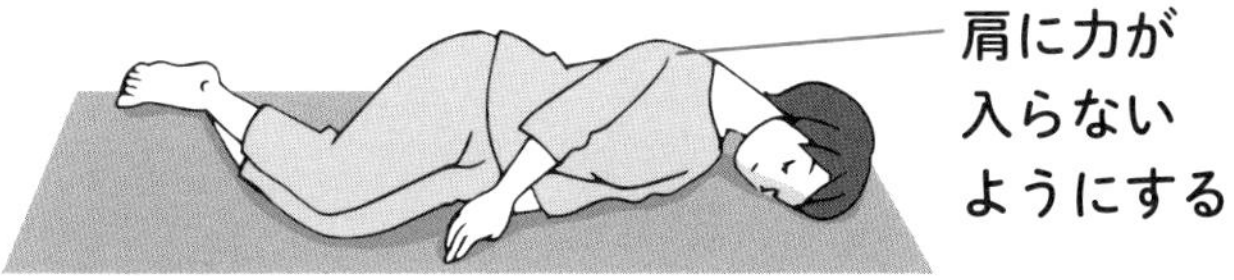

4 手腕で体をしっかり支えて体を起こす

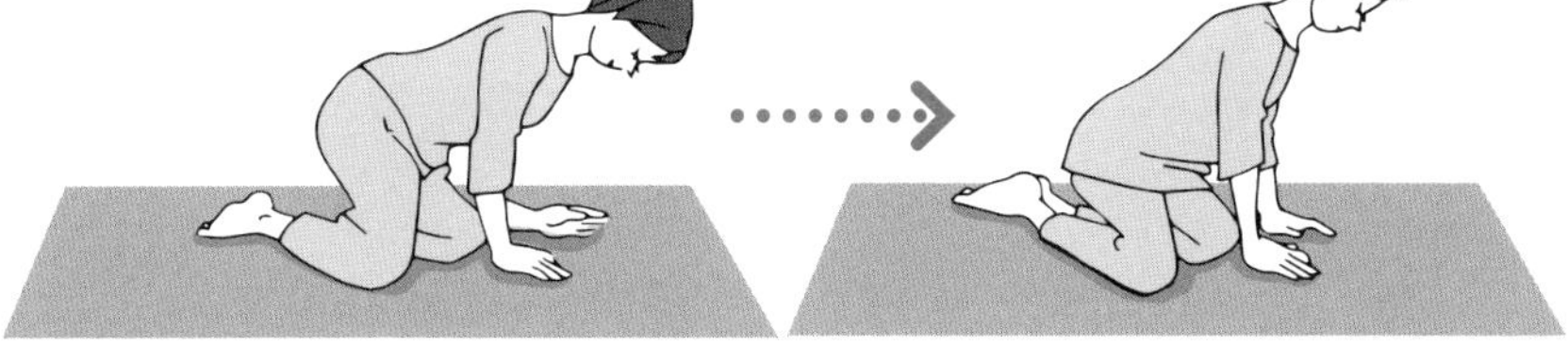

5 立ち上がるときは
下を見ずに、
斜め上45°くらいを
見ながら起きる

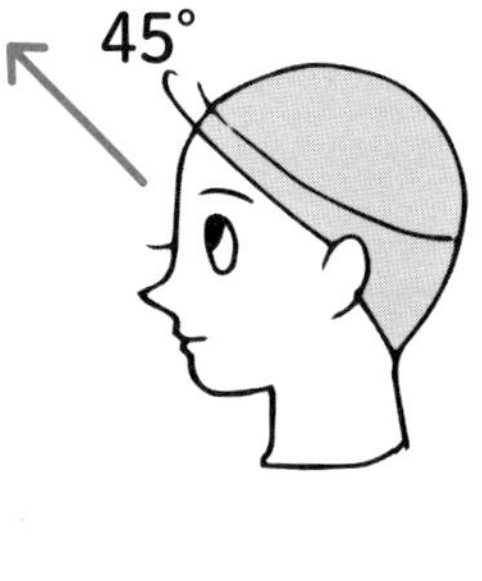

めまいが出たときの対処法

首を動かすと
めまいが…

Q

首を振ったときに
ふらっとしたり、
目がぐるっとする
めまいが出ます。
どうすれば…？

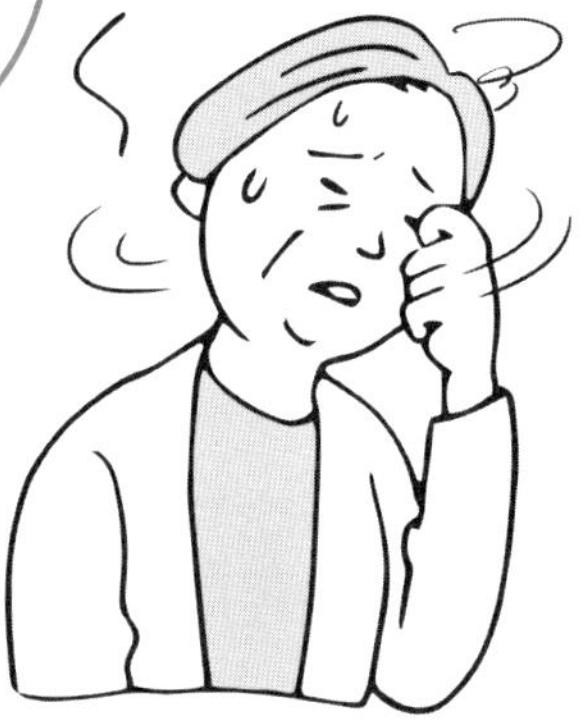

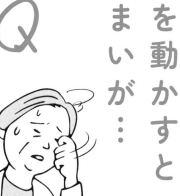

注意
ふわふわ
めまいは、
対象外です！

A

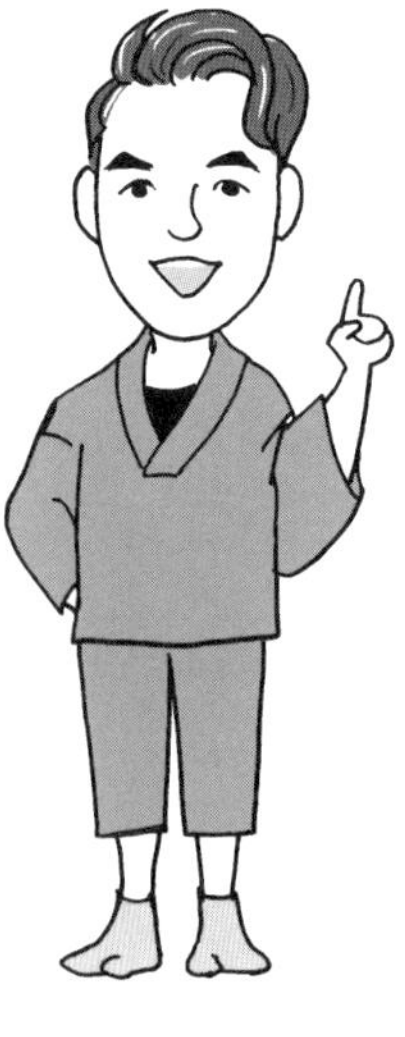

喰いしばりがひどいときや
手でおこなう作業が続いた
ときなどに、側面の首筋の
コリがひどくなることで
起こるめまいです。
肩甲骨ストレッチで首筋の
緊張をゆるめて
コリをほぐせば、めまいを
改善できます！

首を動かしたときのめまいを悪化させるNG習慣

めまいにつながるNG行動

① 首筋を揉む

② 首筋をストレッチする

③ 首を動かしてほぐす

（以上の３つは、逆にめまいを悪化させてしまうため、絶対におこなわないこと）

↓

肩甲骨ストレッチがベスト！

首筋とつながる肩甲骨を動かして、
首のコリを改善する

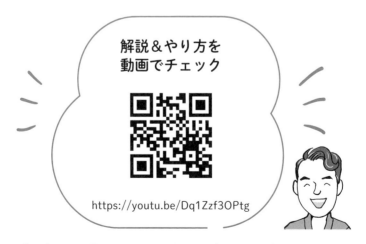

解説＆やり方を
動画でチェック

https://youtu.be/Dq1Zzf3OPtg

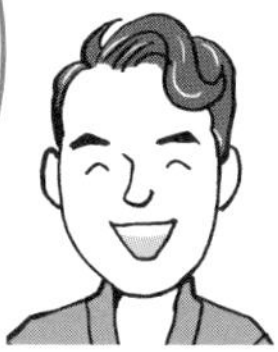

動画内で肩甲骨ストレッチ以外にツボ押しの紹介もしています。
首筋の緊張を改善するのに有効なので、試してみてください

肩甲骨ストレッチのやり方

耳鳴り、耳の詰まり、こめかみの痛みがある側でおこなう
（以下は右側に症状がある人の場合）

1

右手の手のひらを自分に向けて、親指を立てて胸の前に出す

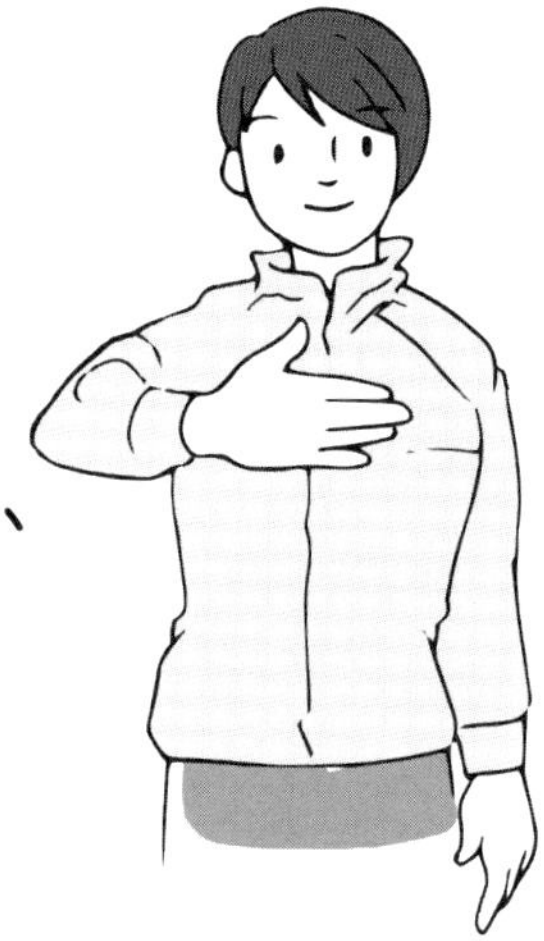

2

図のように左手で右手の親指をつかむ

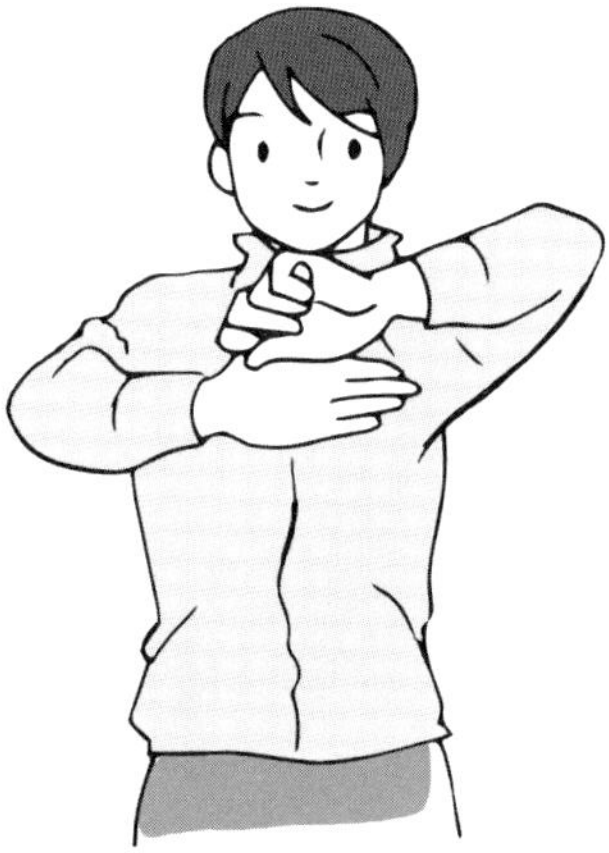

3　右手の指先を前に向けるように手首を返す

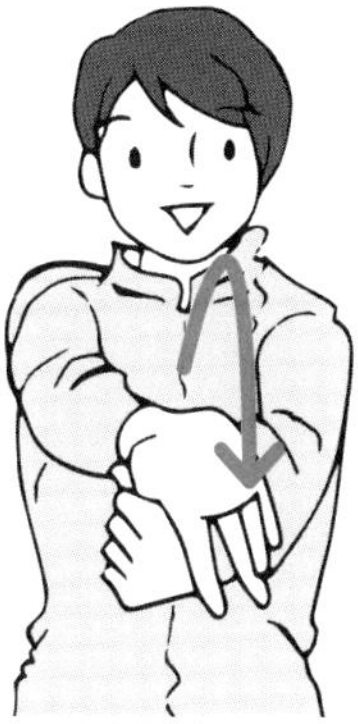

4　左手で右手の親指を下に引っ張る

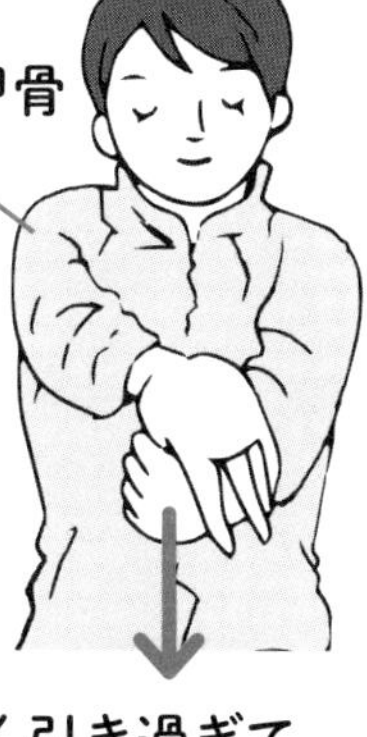
右側の肩甲骨
が上がる
強く引き過ぎて
痛めないように注意！

5　右腕を左に引く

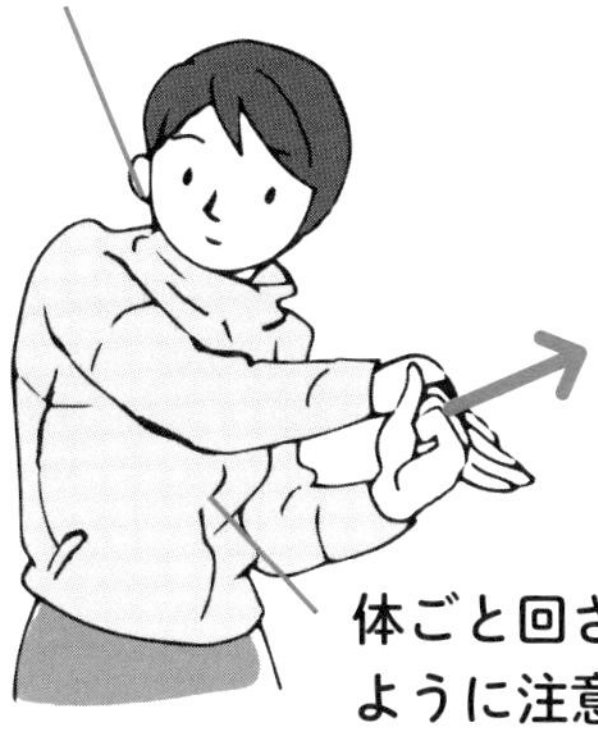
肩甲骨の回りの筋肉が
伸びる実感！
体ごと回さない
ように注意！

6　体を少し丸める

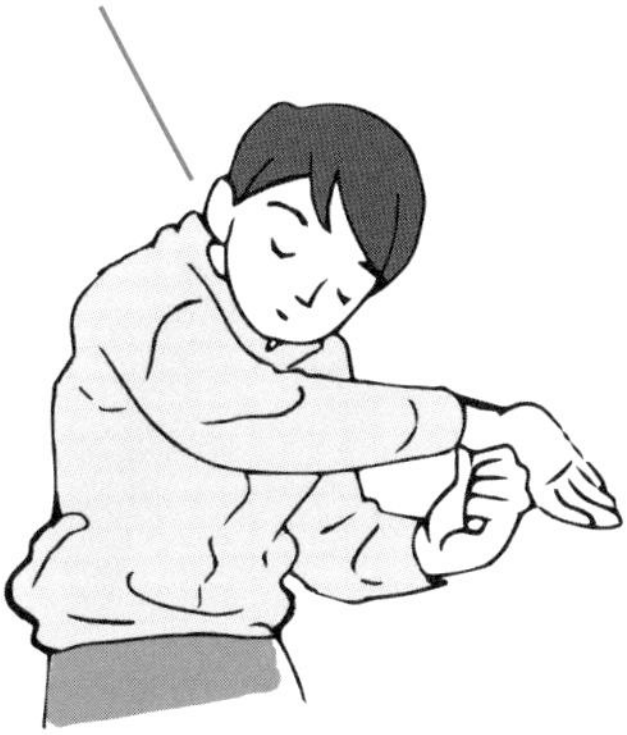
さらに筋肉が伸びる実感!!

column めまいの改善を邪魔する３匹の魔物③

がんばり過ぎ

いまのあなたは、
10年前とは違う。
がんばり過ぎずに
自分をいたわりながら
治療を続けよう！

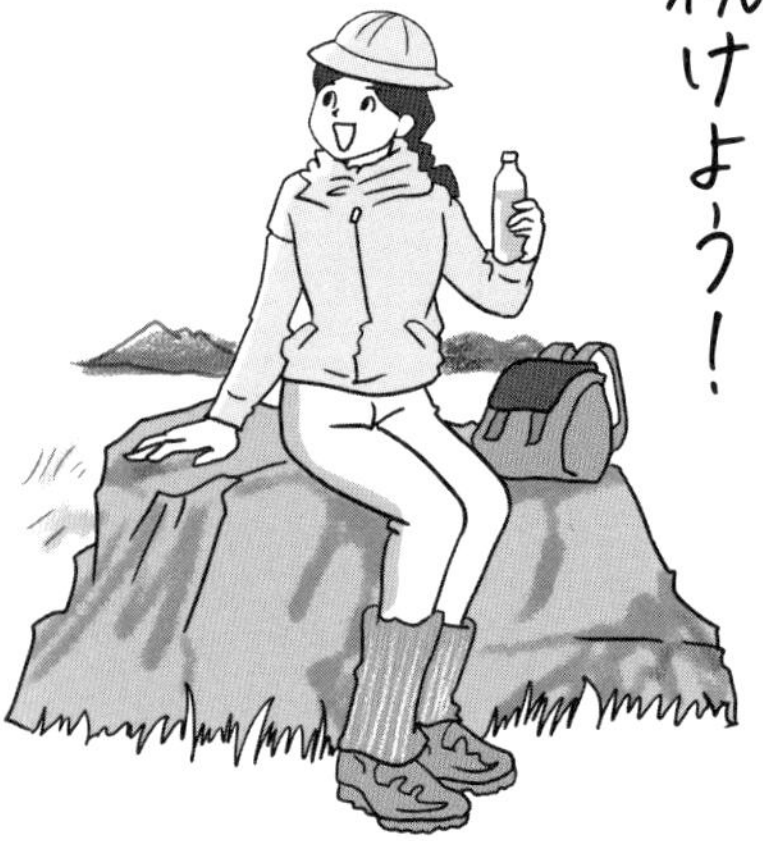

ふわふわめまいの患者さんは
真面目ながんばり屋さんが
多いです。人間の体は
車と同じで、10年、20年、
30年と使い続けることで
故障や老化が増えるものです。
10年前と同じようにがんばり
過ぎなくても大丈夫！と
自分を大事にしましょう

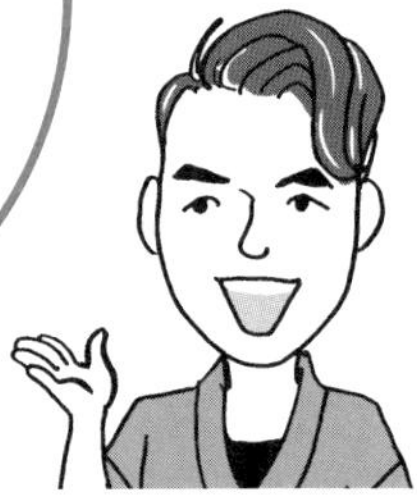

第4章

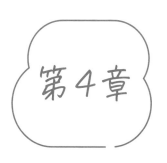

乱れた自律神経を整える心のセルフケア

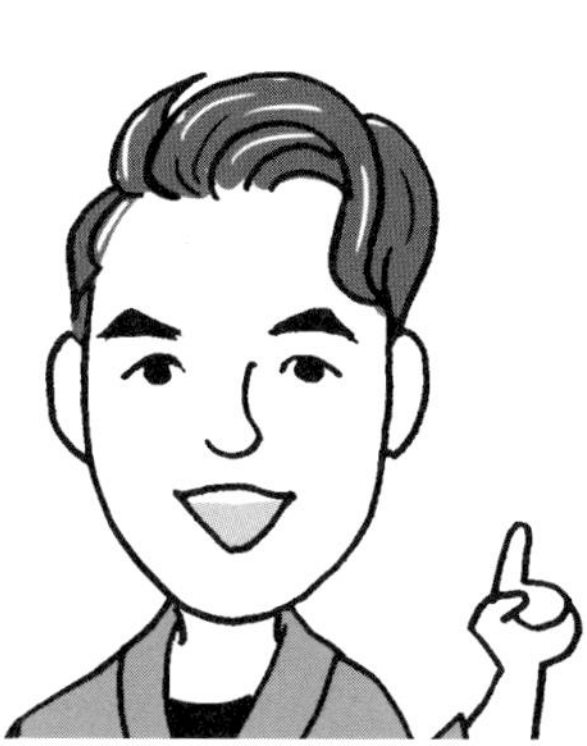

めまいと自律神経の関係性とは？
不安とめまいの負のスパイラルについて

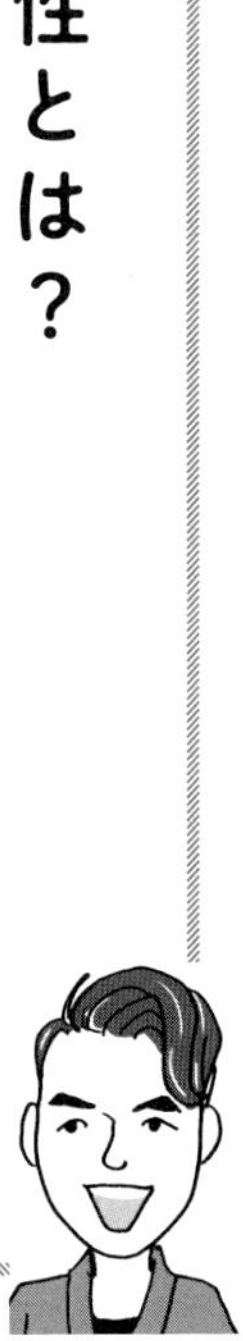

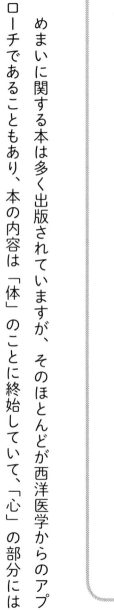

めまいに関する本は多く出版されていますが、そのほとんどが西洋医学からのアプローチであることもあり、本の内容は「体」のことに終始していて、「心」の部分には言及されていないようです。

しかし、当院の患者さんを診ている限り、めまいに苦しんでいる人は不安感を強く持っていて、みなさんの精神的な苦しみは大きいように思います。

毎日めまいが起きて、身体は常に不安定になるので不安感が強くなるのは、当然のことです。

めまいによって精神的に追い詰められてしまった状況を打開するためには、「自律神経」へのアプローチが必要不可欠です。

なぜなら、めまいや不安感を引き起こす根底には「自律神経の乱れ」という原因があるからです。

つまり、自律神経にアプローチする方法を実践すれば、めまいも不安感も同時に改善できるというわけです。

めまいに苦しむ患者さんは、その原因が自律神経の問題に起因していることを認識されている方も多いです。

しかし、自律神経の乱れを整えることができずに、不安とめまいの負のスパイラルに陥ったまま日々過ごされています。

本書のテーマであるふわふわめまいの患者さんは、さまざまな理由によって自律神経が乱れているのですが、簡潔にいえば「交感神経優位」の状態にあるといっても過言ではないでしょう。

自律神経は、緊張や興奮時に優位となって心身を活動的にする交感神経、リラックスしているときや睡眠時に優位となって心身を休息させる副交感神経、この2つの神経系が相互にバランスをとりながら、常に休むことなく生命活動を維持するために働いています。

しかし、ふわふわめまいに苦しむ患者さんは、多くの時間が交感神経優位の状態にあるため、スムーズに心身をリラックスさせることができず、睡眠不足になりがちです。

睡眠が浅く時間的にも不足しているため、朝目覚めても体に疲労が残り、首や肩のコリもとれないままのぼせが生じ、ふわふわめまいの症状が出ます。

起床時や外出中、運転中など、いつ何時であってもふわふわめまいに対する心配は尽きることがないため、不安感はどんどん増していきます。

自律神経のバランスとふわふわめまいの関係

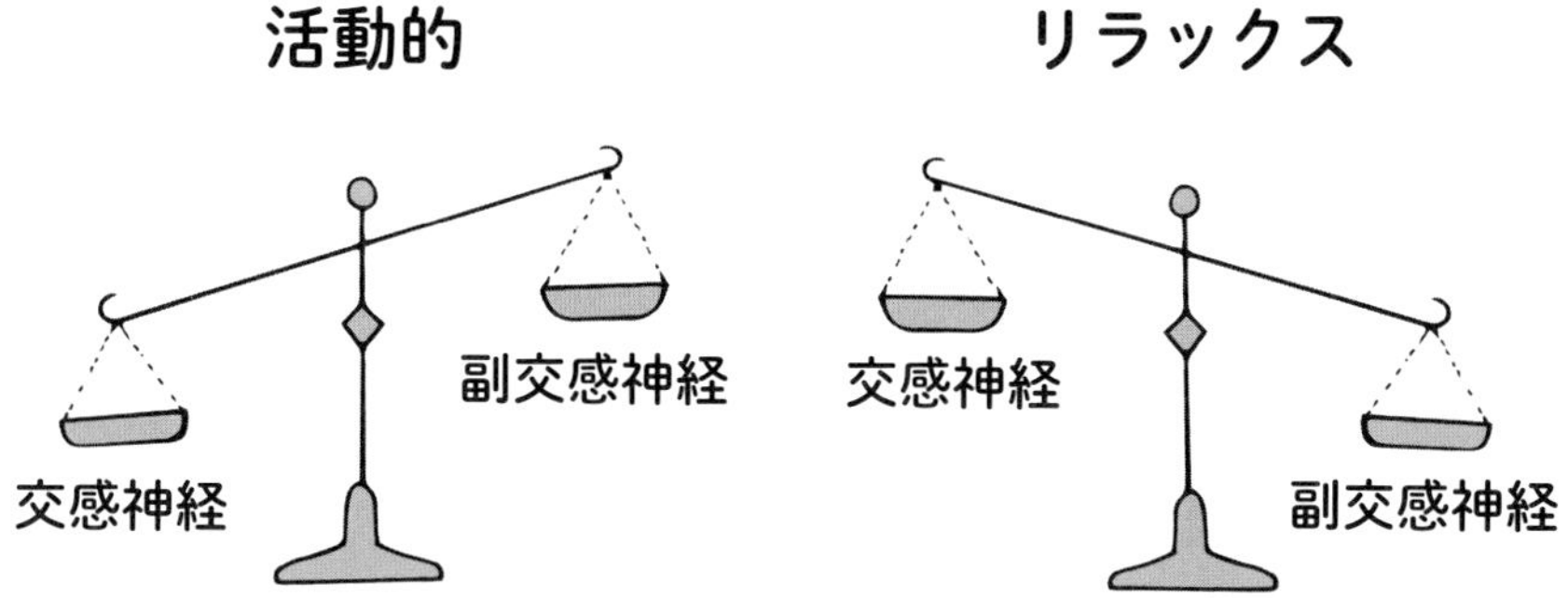
活動的
リラックス
副交感神経
交感神経
交感神経
副交感神経

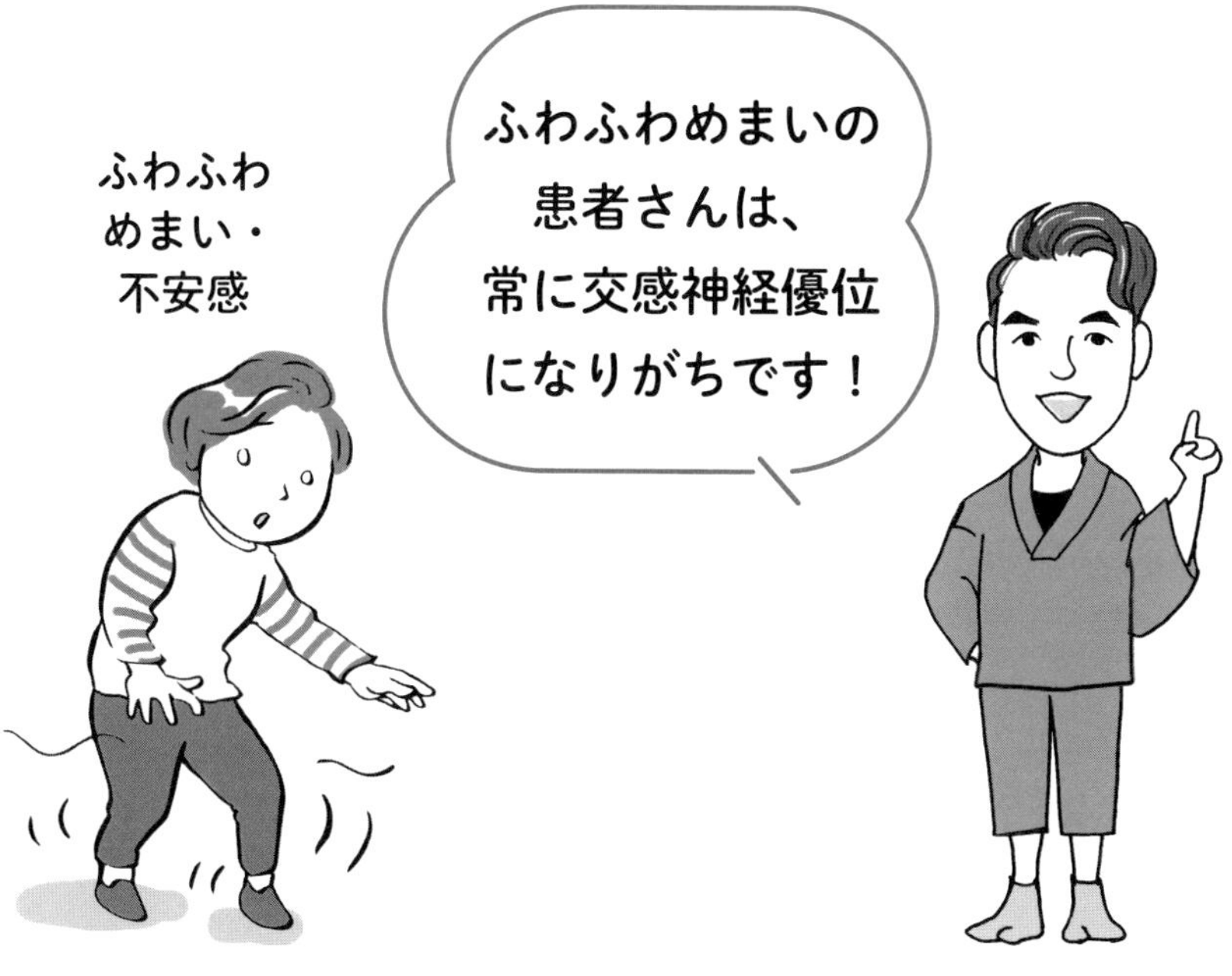
ふわふわ
めまい・
不安感
ふわふわめまいの
患者さんは、
常に交感神経優位
になりがちです！

常に不安感を抱えていると血液は脳に集中してしまい、脳は過活動状態になってしまうのです。

考えても解決できない「わからないこと」ばかりを考え続けていると、思考回路はどんどんネガティブになります。

この点でいえば、不安状態とのぼせは、まったく同じ状態といえます。

ふわふわめまいが起きる心配から不安感がつのって落ち着かず、交感神経が優位の状態が続くため睡眠不足となり、めまいはさらに悪化……患者さんは、不安とめまいの負のスパイラルへと陥ってしまうのです。

交感神経の優位が続く自律神経の乱れを改善するベストな方法は、副交感神経が優位な状態へと導く「呼吸法」です。

「呼吸」は唯一、自律神経に意識的にアプローチできます。

56〜61ページで紹介した骨盤呼吸法は下腹部の血行を促進するだけでなく、自律神経の乱れも改善することができます。ぜひ実践してください。

不安とめまいの負のスパイラル

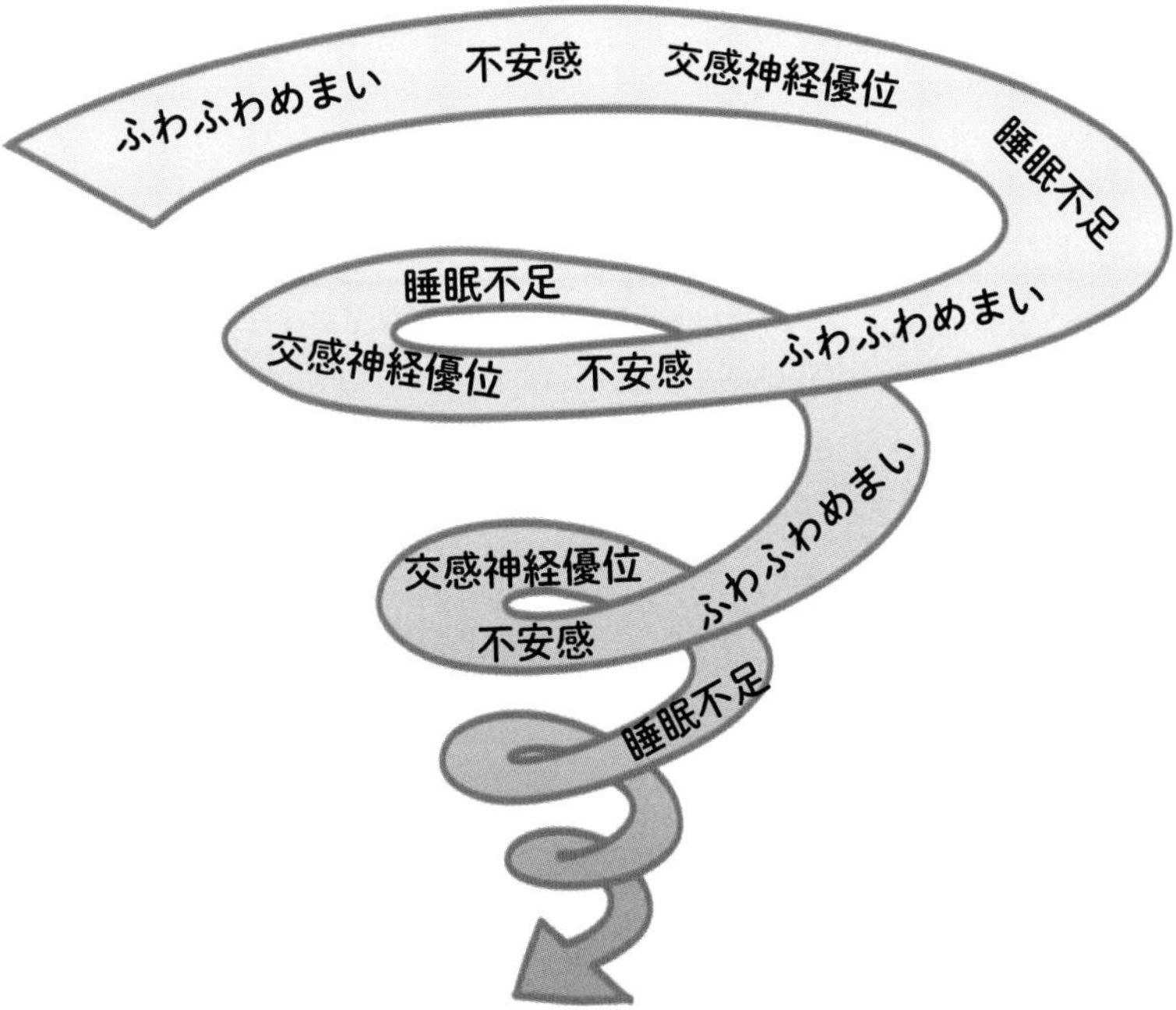
ふわふわめまい
不安感
交感神経優位
睡眠不足
ふわふわめまい
不安感
交感神経優位
睡眠不足
ふわふわめまい
交感神経優位
不安感
睡眠不足

ふわふわめまいが悪化する！

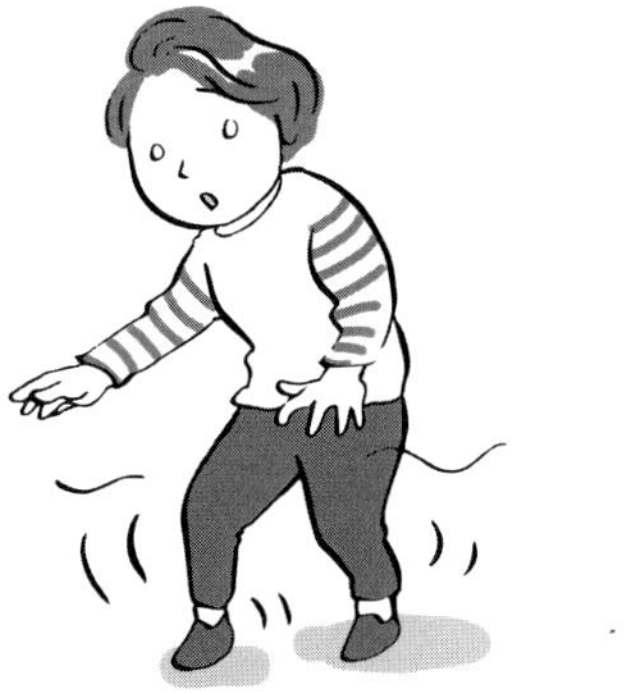

自律神経が乱れる原因とは？
その内的原因と外的原因について

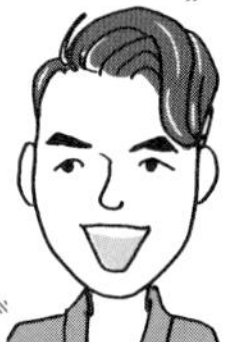

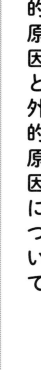

自律神経が乱れてしまう原因には、内的なものと外的なものがあります。

内的原因とは、人間の内なる部分……簡単にいえばストレスです。

主に仕事や家庭、人間関係などが原因で起こるストレスですが、精神的なストレスを受けると呼吸は浅くなりがちです。

これは人間だけでなく、多くの生物はストレスを受けると体を守ろうとして、反射的に体を丸めたり、筋肉が硬く緊張したりします。このとき、交感神経が優位となって体は緊張状態に陥り、呼吸がしにくい姿勢になります。

つまり、血行障害と浅い呼吸が影響し、自律神経が乱れてしまうのです。

自律神経が乱れる内的原因と外的原因

［内的要因］

主に仕事や家庭、人間関係などによるストレスなど

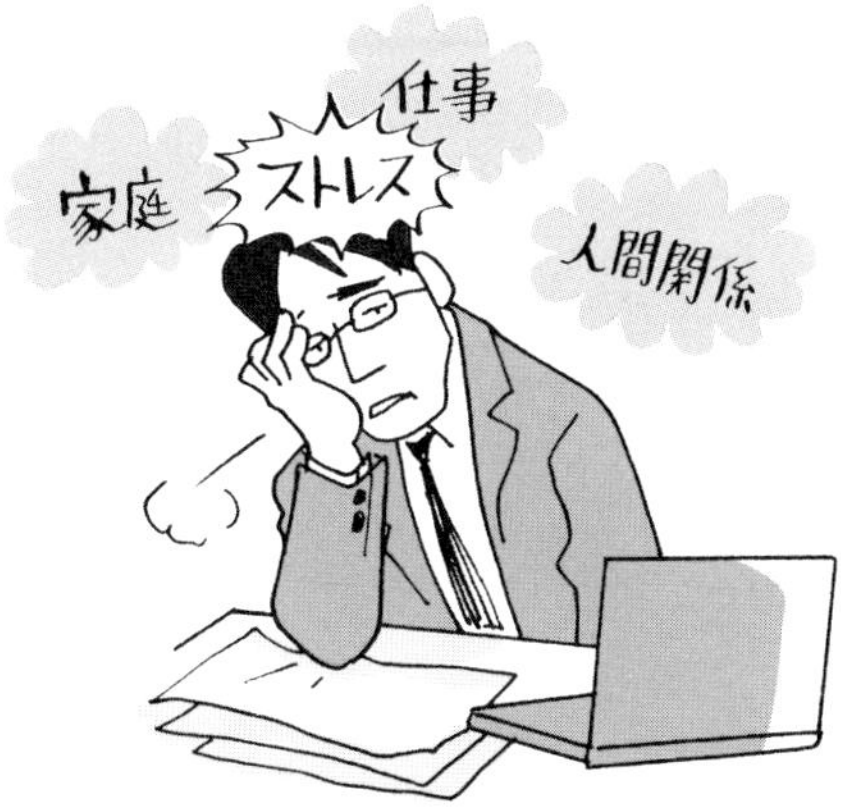

［外的要因］

気温や湿度、気圧などの急激な変化など

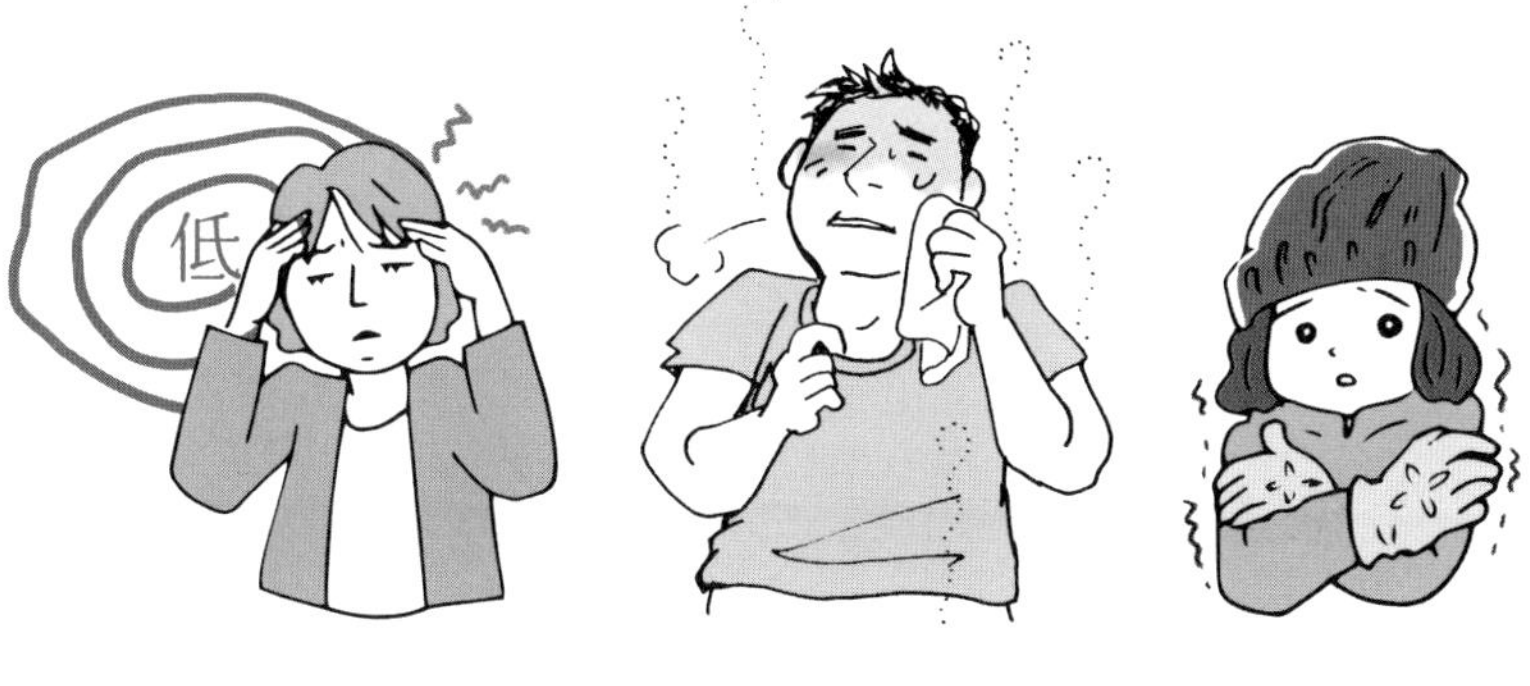

外的原因とは環境的なものであり、気温（急激な寒暖差など）、湿度（梅雨時の多湿など）、気圧（気象病など）など、季節の変わり目などに起こる著しい変化によって受ける体への影響のことです。

たとえば、急激に寒くなると交感神経が刺激されて血管は収縮し、また気圧が下がったときには血管が膨張して神経を圧迫したりします。

このように外からの刺激によって体に変化が起こり、自律神経の乱れが生じやすくなるわけです。

さらにプラスすれば、普段の姿勢が自律神経に影響を与えます。

たとえば、長時間に及ぶデスクワーク、あるいはパートのレジ打ちなどでの下を向きながらの立ち仕事など、悪い姿勢を取り続けることで呼吸が浅くなり、その結果、交感神経が刺激されて自律神経が乱れることもあります。

コントロールできないストレスにとらわれない！ 自分でコントロールできることだけをする

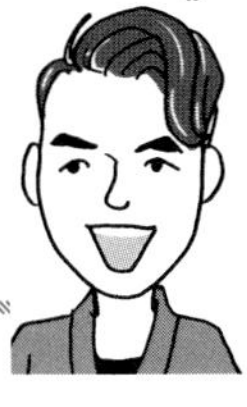

内的要因となるストレス、外的要因となる気候の変化は、どちらも生活から排除することはできません。

当院にお越しになる患者さんのお話を聞くと、お医者さんの中には、「ストレスを減らしましょう」「疲労をためないように生活しましょう」などと簡単にいってしまう方もいらっしゃるようですが、現実問題としてはストレスや仕事による疲労を避けるのはほぼ不可能です。

誰しも好き好んでストレスを抱えたり、疲労するわけではないからです。生きていくため、生活していくためには、付き合いたくない人間関係でも簡単には切れませんし、つらい仕事であってもやめるわけにはいきません。

また、日本の気候が合わないから外国に移住するなんてことも、普通の人はできません。

ここで私が声を大にしていいたいのは、

「自分でコントロールできないことに、こだわるのはやめましょう」

ということです。

コントロールできないことは考えないようにし、自分でコントロールできることだけに集中したほうが幸福な結果に近づくと私は確信しています。

コントロールできること……それは、自分の体と、生活習慣です。

本書で紹介している呼吸法と血行促進法、それを中心とした正しいセルフケアと日常生活の過ごし方を日々続けることで自律神経を整え、ふわふわめまいを改善しましょう。

どのようなストレス社会に生きていても、どんな気候になろうとも、自分の体のことだけ考えてセルフケアを続けていくことを強くおすすめします。

しなやかな心は呼吸から作られる
呼吸で自律神経を整えよう！

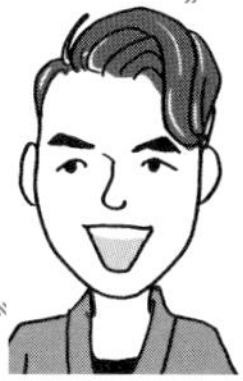

くり返しお話ししているとおり、意識的に自律神経を整えられる方法は、唯一「呼吸」だけです。

仏教の禅には、「三調《さんちょう》」という考え方があります。

三調とは、「体・心・呼吸」の3つを整えると人間の状態はよくなる……、また3つのうち2つを整えれば、残りの3つめは自然に整うという考え方です。

「体・心・呼吸」のうち、自分でコントロールしやすいのは、「体・呼吸」の2つです。昔から禅の世界では、「体・呼吸」の2つを整えることで「心」も整えましょうと説いています。

くわしくは、前作『パニックくんと不安くん』をお読みください。

禅の世界では、呼吸を整えるためには姿勢を整える必要があると説きます。

どんなに素晴らしい呼吸法であっても、呼吸が浅くなるような悪い姿勢でおこなえば、効果はまったく期待できません。

「○○呼吸法を実践していますが、うまくできません」という方は、「呼吸」だけを意識していて、「姿勢」すなわち「体」をうまく整えられていないのです。

56〜61ページで解説したとおり、呼吸がしやすい正しい姿勢をとって、骨盤呼吸法をおこなえば、誰でも「心＝自律神経」を整えられるのです。

このことは、長い歴史に基づいた禅の世界で立証されていることです。

禅の世界の教え「三調」とは？

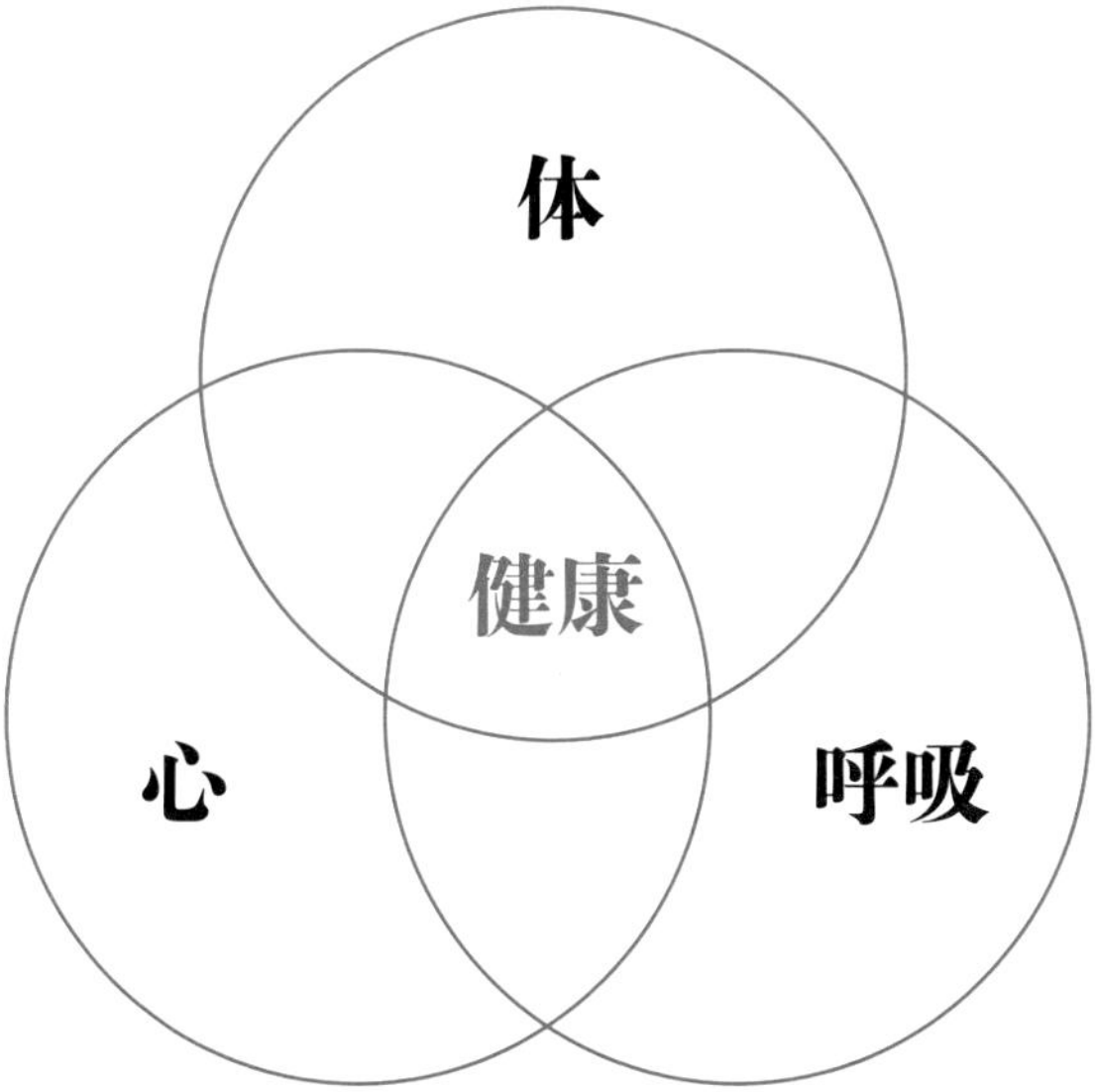
体
健康
心
呼吸

体と呼吸の２つを整えることで、心＝自律神経を整えましょう！

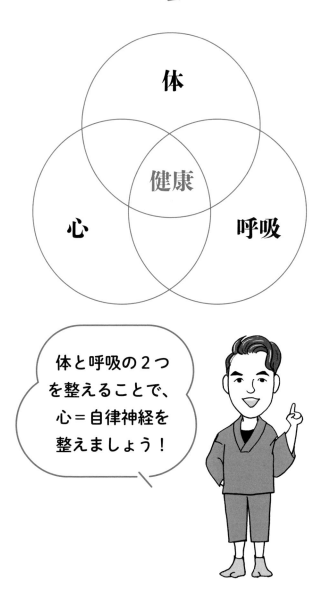

禅の世界の「三調」を科学的に解説すると、呼吸しやすい「体＝姿勢」を整えてから、深くゆっくりとした「呼吸」をおこなうことで副交感神経などからアセチルコリンという伝達物質が放出されます。

このアセチルコリンは、興奮・緊張時に交感神経がノルアドレナリンを放出するのを抑制して、交感神経の働きを抑えて副交感神経が優位になるように導くわけです。

このように、正しい呼吸法をおこなうと血行も促進されます。

骨盤呼吸法のような腹式呼吸をおこなうことで内臓に腹圧がかかり、その刺激によって血液が下腹部に集中します。

人間の血流量はほぼ一定なので、血液を下腹部に集中させるときには、血液が余分にあるところから移動させることになります。

ふわふわめまいの患者さんは、常に頭や上半身に血液が集中しているので、腹式呼吸によってその血液、血流を下腹部に誘導することができます。

つまり、のぼせが解消されて、ふわふわめまいは改善するのです。

再び禅の話に戻ると、座禅をするときに多くのお坊さんは、

「呼吸に意識を集中させましょう」

と指導します。

この指導法は、仏教に昔から伝わる瞑想法のひとつです。

呼吸に意識を集中すると、それまで脳裏にあったことが忘れられ、余計なことを考えられなくなるのです。

座禅中に呼吸のことばかりを考えることで、ストレスや辛いことから意識が離れられるわけです。

これは、頭や上半身に集中していた血液が下腹部に下りてくることによって起こる現象です。

このことは、骨盤呼吸法を実践することで脳を過活動から解放でき、また、心に抱え続けていたストレスをも解消できることを示しています。

長い歴史に裏付けられた仏教、禅の「三調」の教えにならって、ぜひ骨盤呼吸法を続けてみてください。

頭や上半身に集中していた血液を下腹部へと導くことで、過活動で疲労した脳を楽にしてあげましょう。

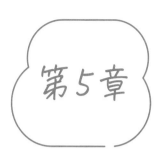

第5章

日常生活でできる生活習慣の改善

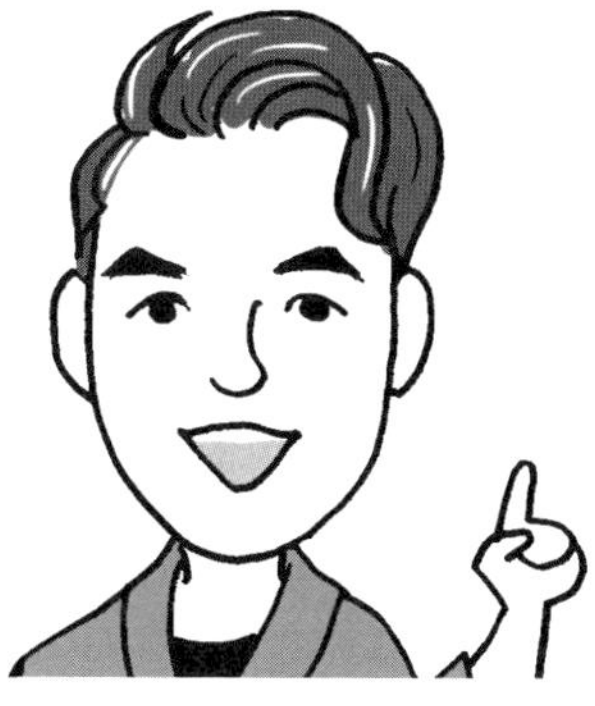

ふわふわめまいを治すために……

血流と睡眠を改善する3つの柱

あなたの日頃の
生活習慣を振り返って
みてください。
ふわふわめまいを
悪くする誤った生活習慣を
送っていませんか？
ふわふわめまいを
治すためには、
血流と睡眠を改善する
「３つの柱」の良し悪しが
決め手となります！

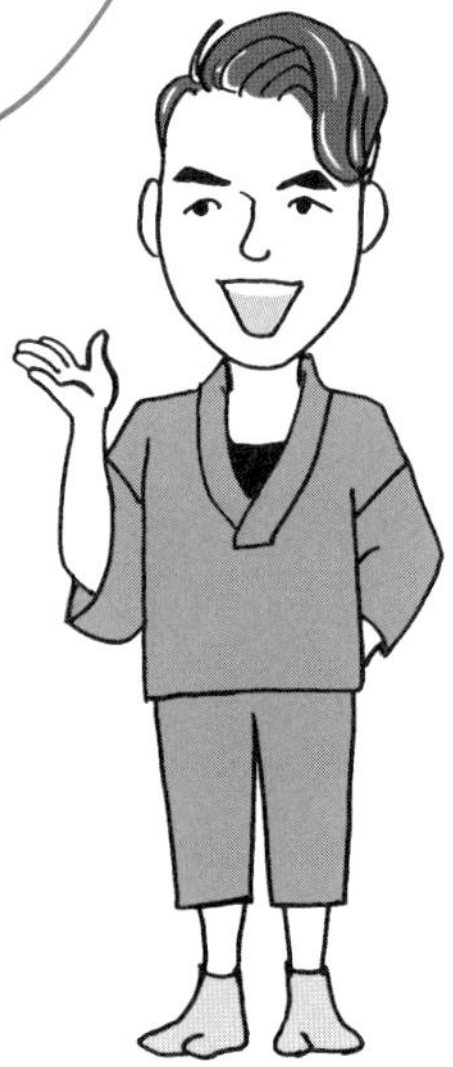

血流と睡眠を改善する3つの柱とは？

［1つめの柱］入浴

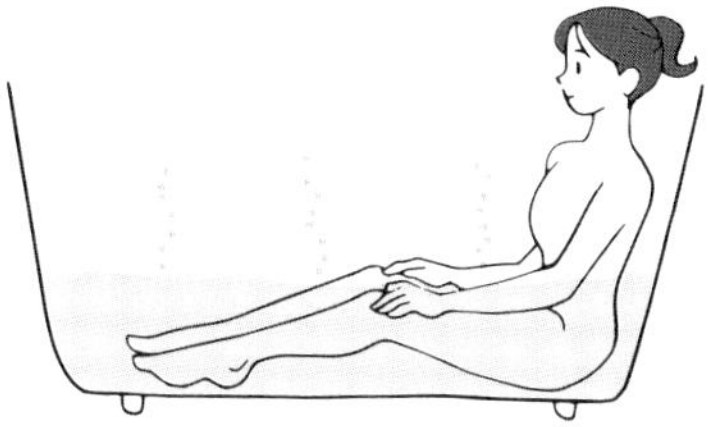

- 体を温めて血行を促進する
- 筋肉の柔軟性を高めて血行を促進する
- 睡眠時に深部体温（脳や内臓などがある体の中央部の体温のこと）を下げる

［2つめの柱］運動

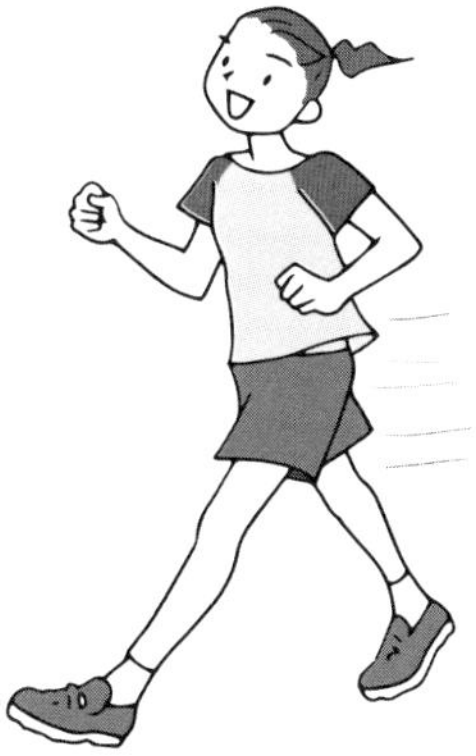

- 下半身の血行を促進する
- 汗をかいて体温調整しやすい体にする
- 入眠しやすくする
- 睡眠の質を高める

［3つめの柱］食事

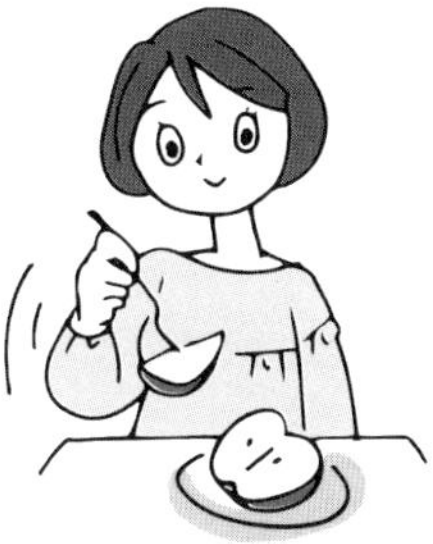

- 血液は「食べたもの」で作られる

血流と睡眠を改善する
入浴の習慣

入浴は、
血流と睡眠を改善する
キーとなる習慣です。
体を温め、
筋肉を柔軟にすることで
血行を促進するだけでなく、
就寝時に深部体温
（脳や内臓などがある体の
中央部の体温のこと）を
下げるためにも、入浴は
重要な役割を果たします！

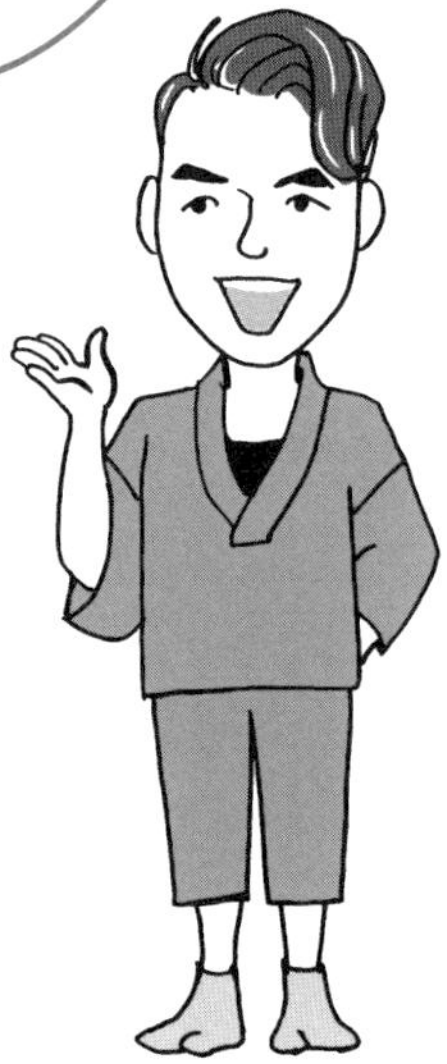

ふわふわめまいを悪化させる入浴のNG

×湯に浸からずにシャワーだけで済ます

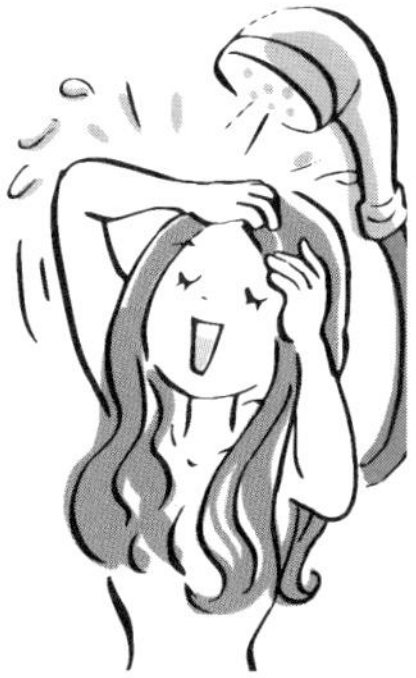

シャワーだけでは体温が上がらず、就寝時に深部体温が下がりにくい。詳細は120ページ参照

×入浴後、眠らずに長時間夜更かしする

入浴後1時間半以上起きていると、深部体温が下がり過ぎて体が冷え、眠気や睡眠の質が下がる

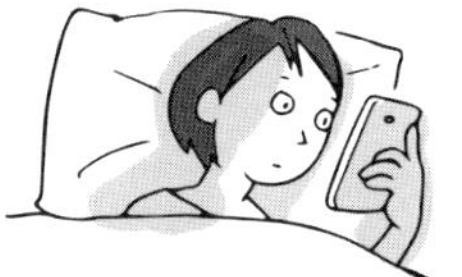

就寝前のスマホもNG！

×入浴後に食事をする

入浴後に食事をすると、せっかく下げた深部体温が再び上昇してしまう

×基本的にサウナもNG

上部になるほど高温になるサウナ室は、ふわふわめまいの原因となるのぼせを助長しやすい環境であるため、基本的にはNGです。サウナでいう「整う」状態は、56～61ページの骨盤呼吸法でも得られます。

ふわふわめまいを改善する
入浴のポイント

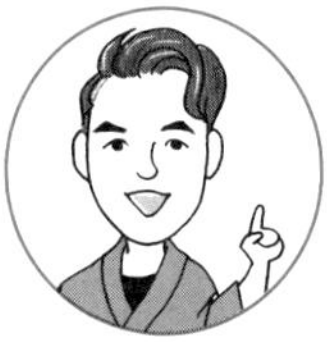

シャワーだけで
済まさず、
毎日湯に浸かる

1日
10〜15分
でOK!

POINT
みぞおちより下を温める
半身浴
（肩までに浸かると、のぼせが生じやすい）

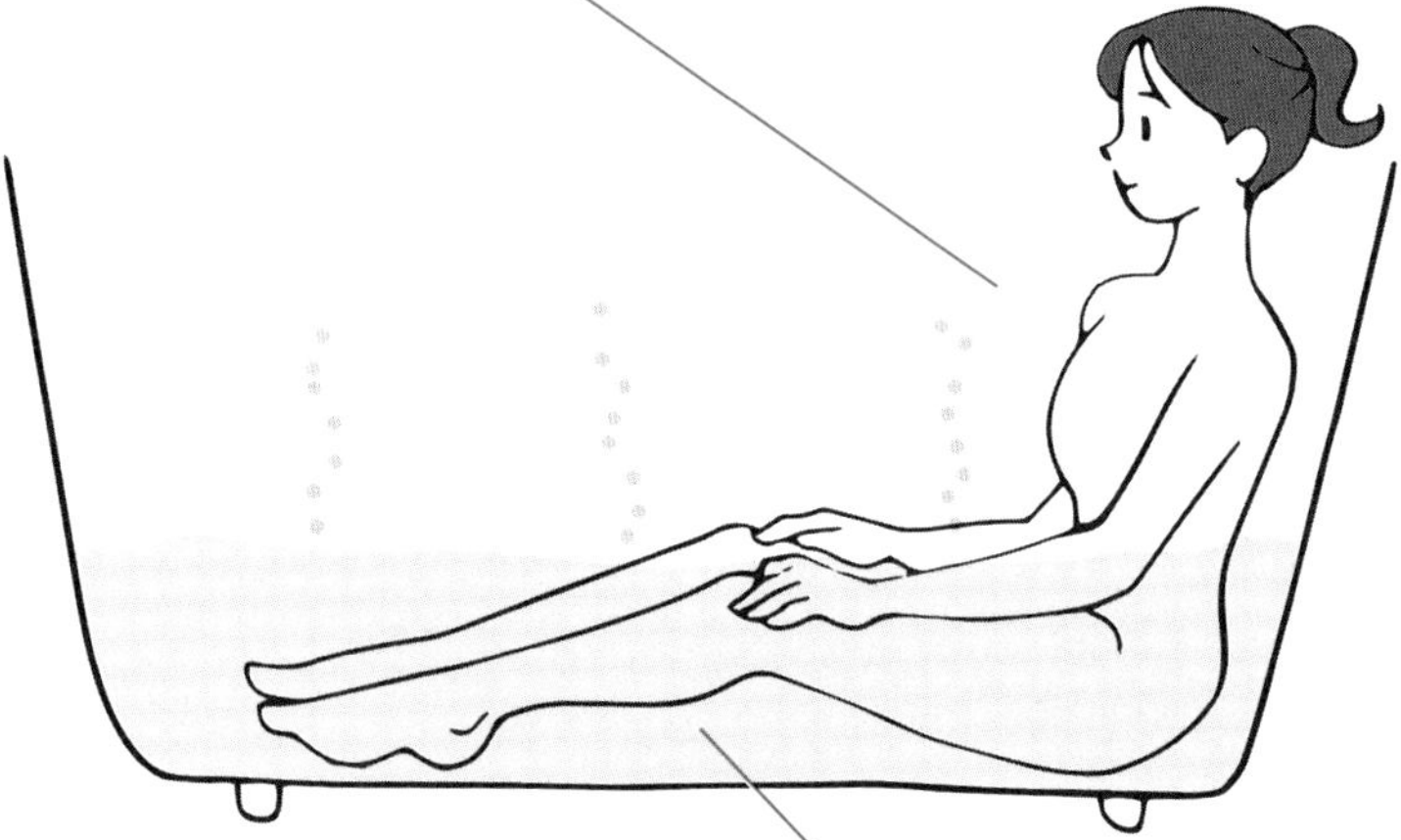

POINT
温度はぬるめ 40 ～ 41℃程度で
（熱過ぎる湯に入ると、交感神経を刺激しやすく、のぼせが生じやすいので注意）

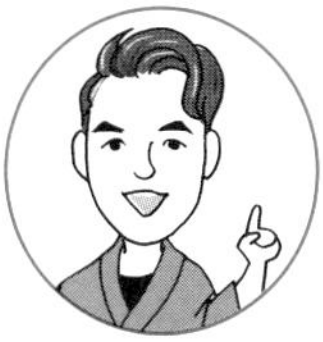

足首回し&
ふくらはぎもみをする
（66〜69ページ参照）

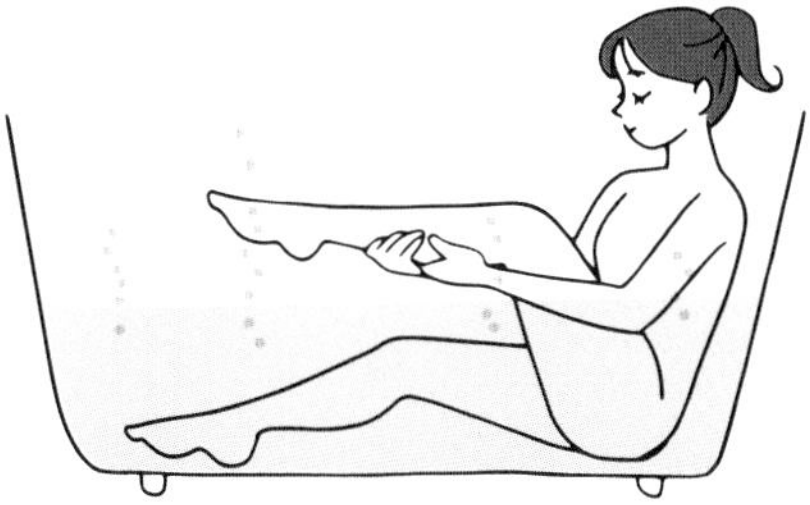

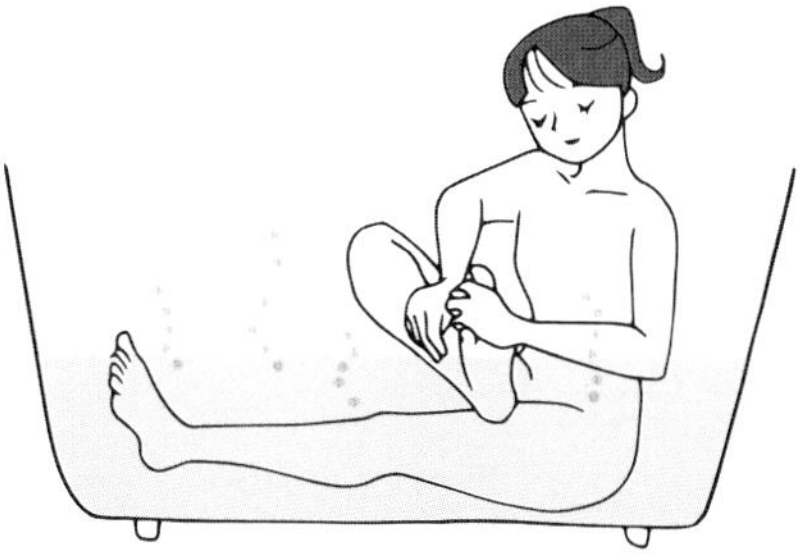

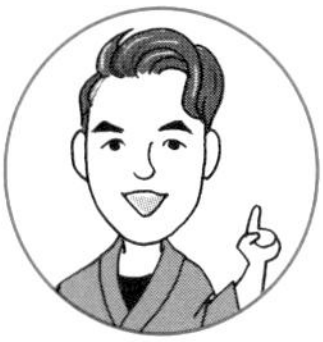

夏場は湯上りに水シャワーを
後頭部にかける
（汗だくになって、のぼせないようにする）

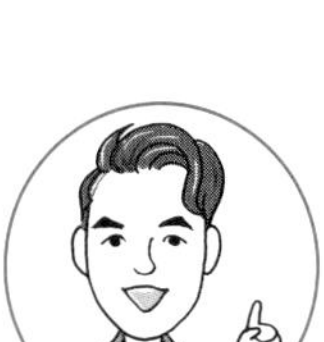

どうしても入浴できない
場合は、足湯をする

（極度にのぼせに
なりやすい人向け）

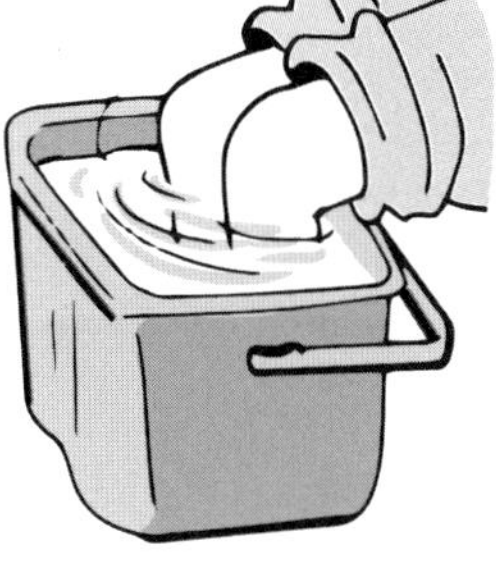

深部体温は入浴で上げると、就寝時に下がりやすい

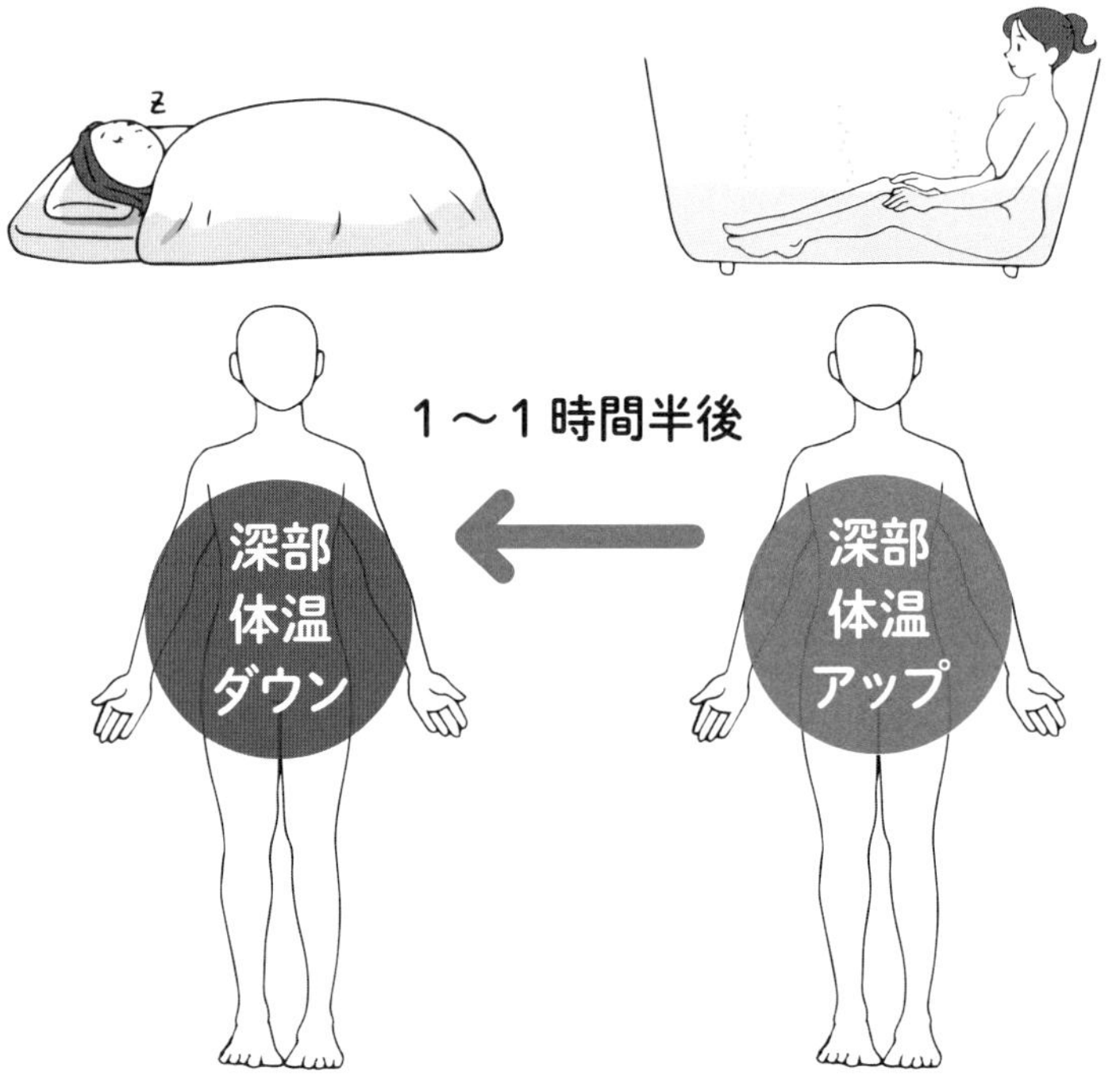

深部体温が下がると眠くなる

深部体温は入浴で上げると１～１時間半後に下がります。深部体温が下がるときに眠気を覚えるので、入浴の１時間後に就寝すると入眠しやすくなります。

※入浴後１時間半以上経つと体が冷えて入眠しにくくなるので要注意！

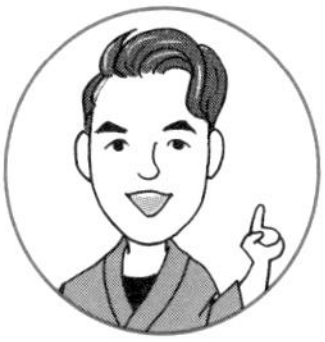

首や肩のコリ＆ストレスを回復するノンレム睡眠

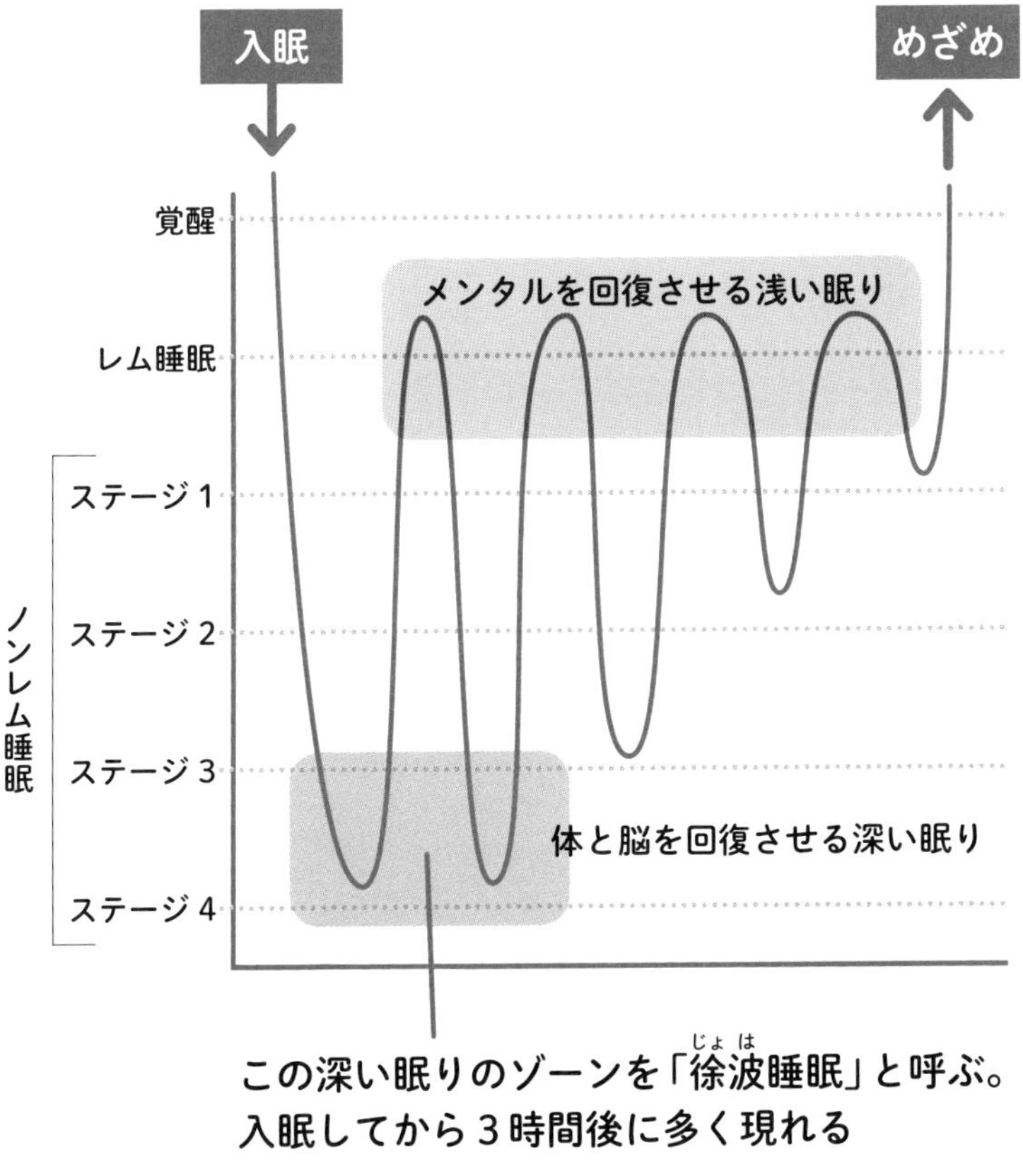
入眠
めざめ
覚醒
レム睡眠
ステージ 1
ステージ 2
ステージ 3
ステージ 4
ノンレム睡眠
メンタルを回復させる浅い眠り
体と脳を回復させる深い眠り
この深い眠りのゾーンを「徐波《じょは》睡眠」と呼ぶ。
入眠してから３時間後に多く現れる

ノンレム睡眠とレム睡眠

眼球が動かない深い眠りをノンレム睡眠、眼球が動く浅い眠りをレム睡眠といい、脳と体を回復させる成長ホルモンは、ノンレム睡眠中に分泌されます。

血流と睡眠を改善する
運動の習慣

運動不足は、
ふわふわめまいを
悪化させるリスクに
なります。くり返しお話し
ているとおり、「足は第２
の心臓」として血流を促す
重要な機能を果たしていま
す。ウォーキングなどの有
酸素運動によって、
毎日、血行を促進
しましょう！

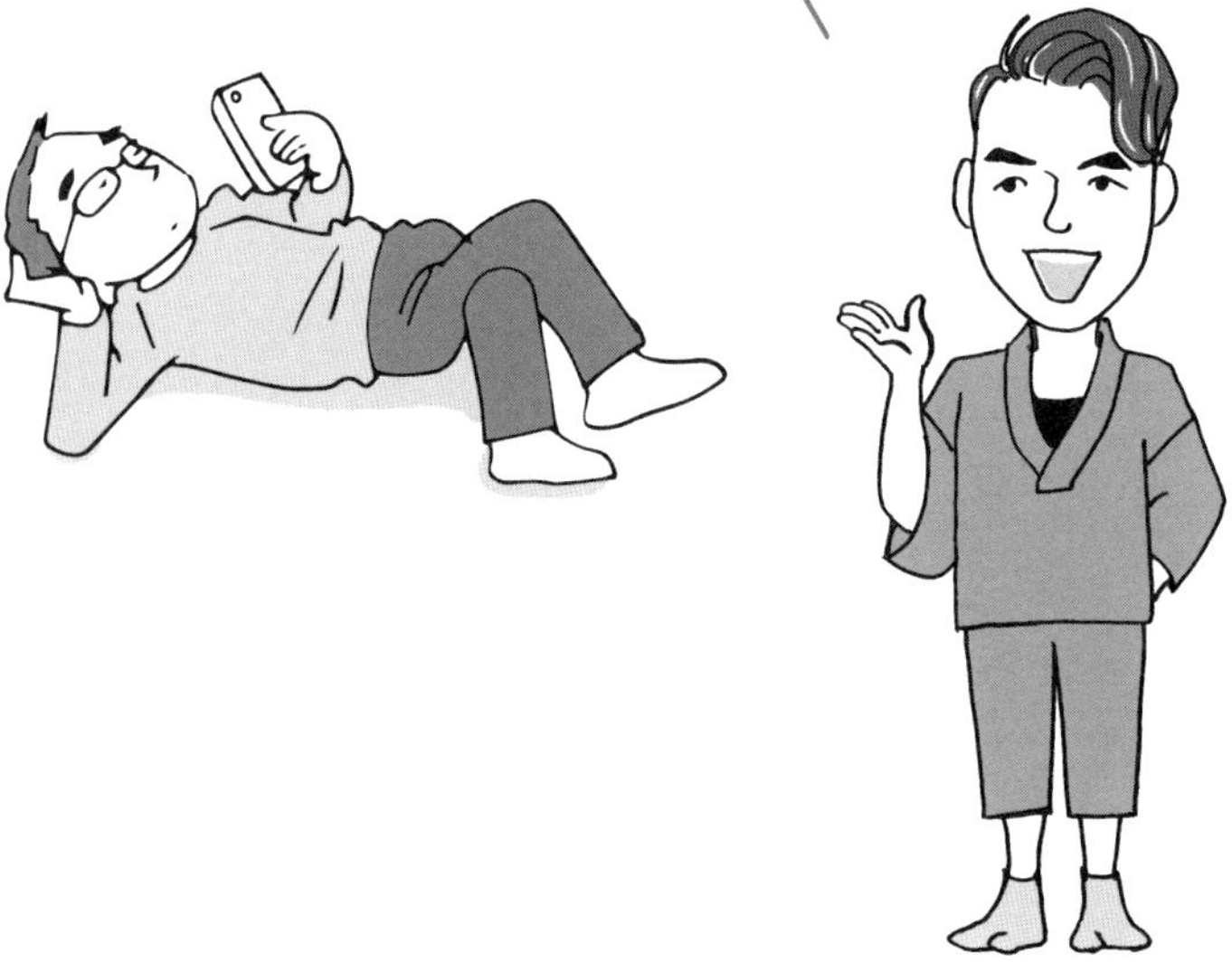

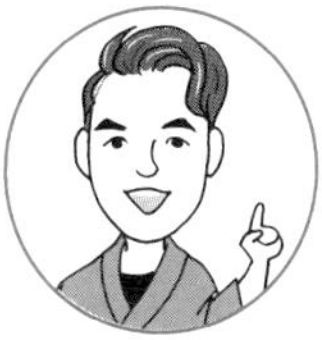

ふわふわめまいを改善する運動のポイント

○ 基本の運動は、ウォーキングや散歩など下半身を動かす有酸素運動がおすすめ

ふくらはぎの筋肉を動かして、血行を促進する。
普段から筋肉を動かす習慣で、温まりやすい体にする

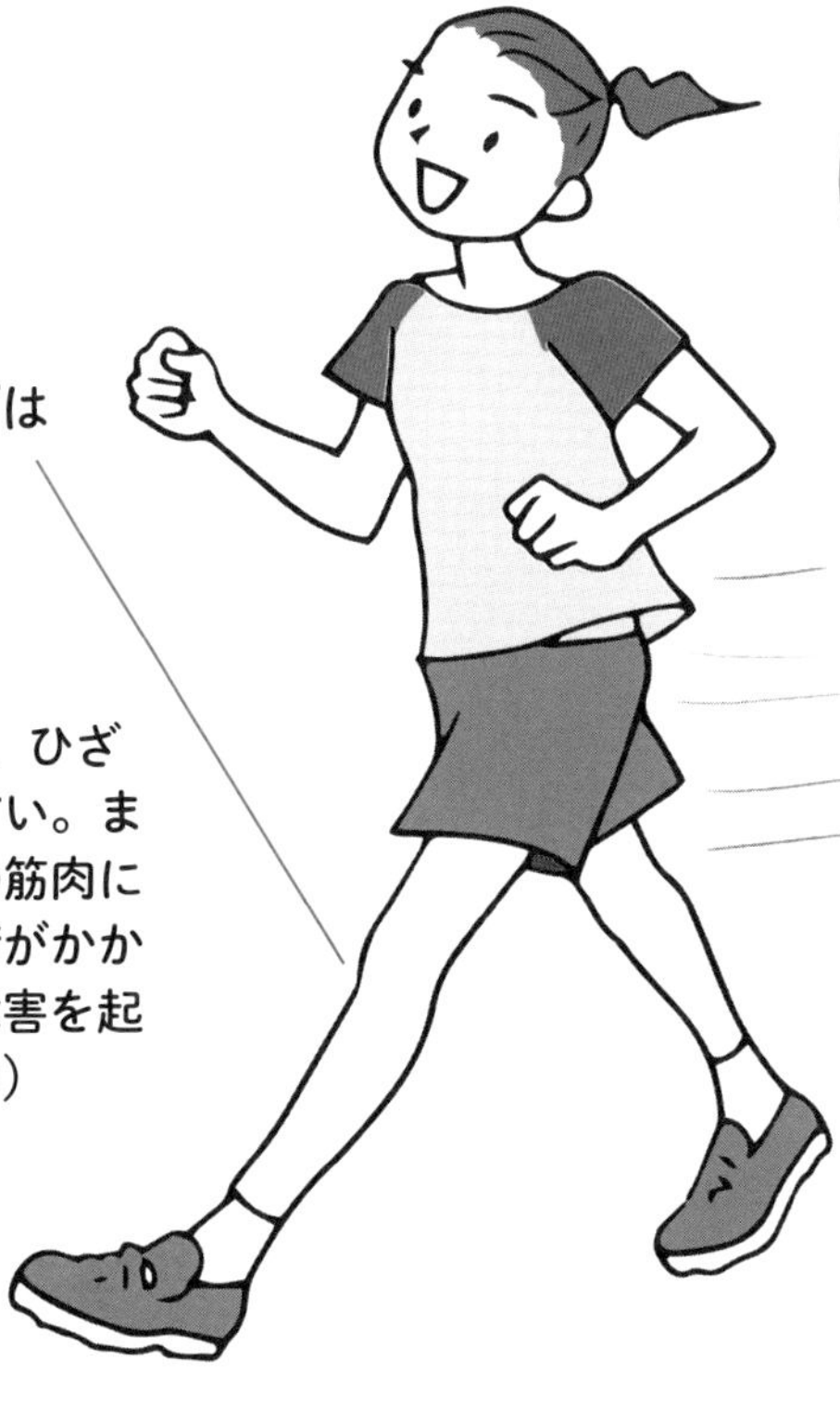

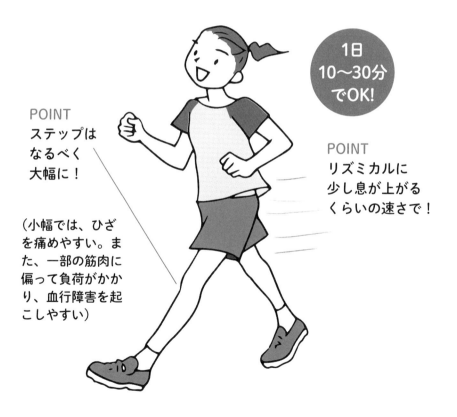

1日
10～30分
でOK!

POINT
ステップは
なるべく
大幅に！

（小幅では、ひざを痛めやすい。また、一部の筋肉に偏って負荷がかかり、血行障害を起こしやすい）

POINT
リズミカルに
少し息が上がる
くらいの速さで！

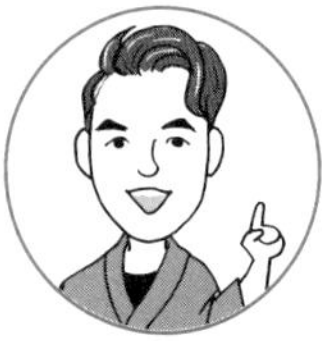

ふわふわめまいを改善する運動のポイント

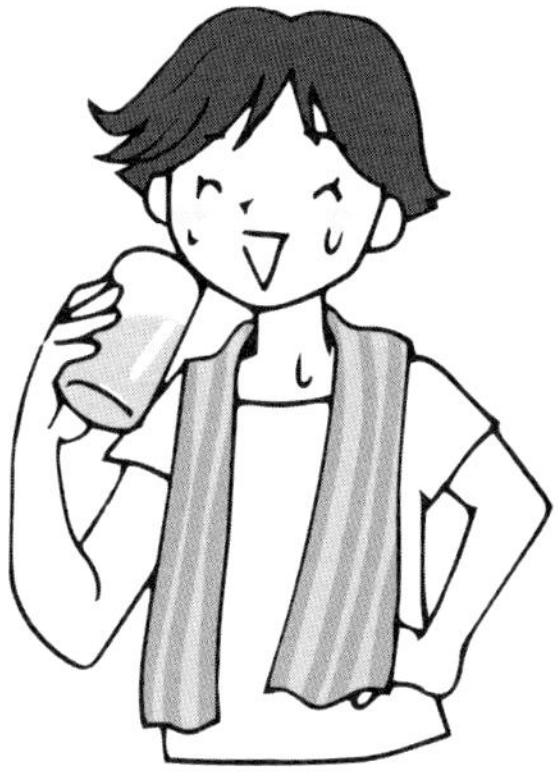

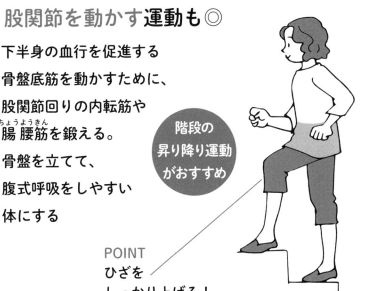

○ 汗をかく習慣を

ふわふわめまいを引き起こす
のぼせは、体に熱がこもる
「うつ熱」状態と同じ。
汗をかく習慣をおくり、
体温調整しやすい体にする

○ 股関節を動かす運動も◎

下半身の血行を促進する
骨盤底筋を動かすために、
股関節回りの内転筋や
腸腰筋《ちょうようきん》を鍛える。
骨盤を立てて、
腹式呼吸をしやすい
体にする

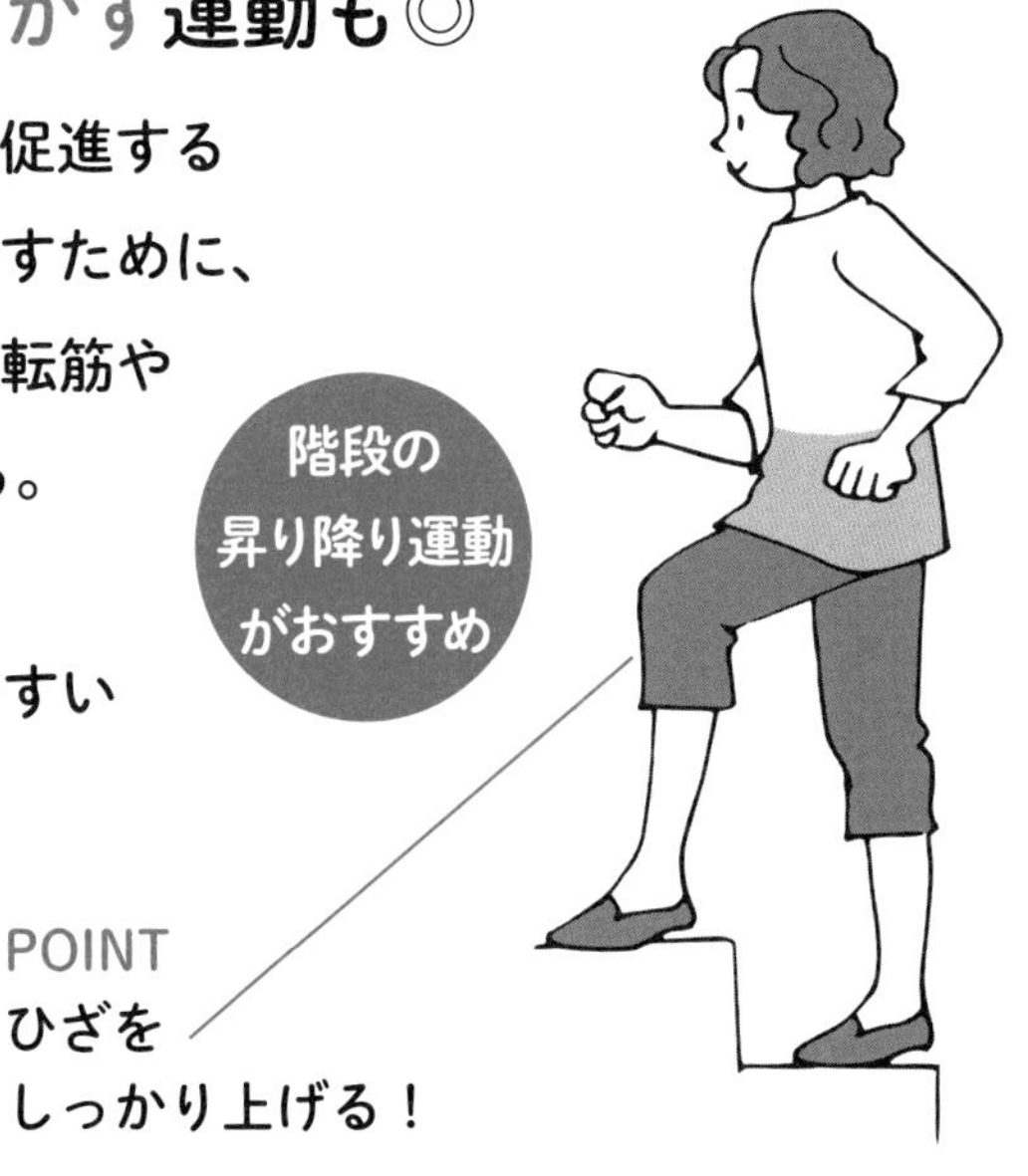
階段の
昇り降り運動
がおすすめ
POINT
ひざを
しっかり上げる！

血流と睡眠を改善する
食事の習慣

血液は、みなさんが
「食べたもの」
から作られます。
食事の内容によって
血液のコンディションの
良し悪しが決まると
いうことです。
「何を食べたらよいか？」
よりも「何を食べないか？」
を考えることが
とても重要です。

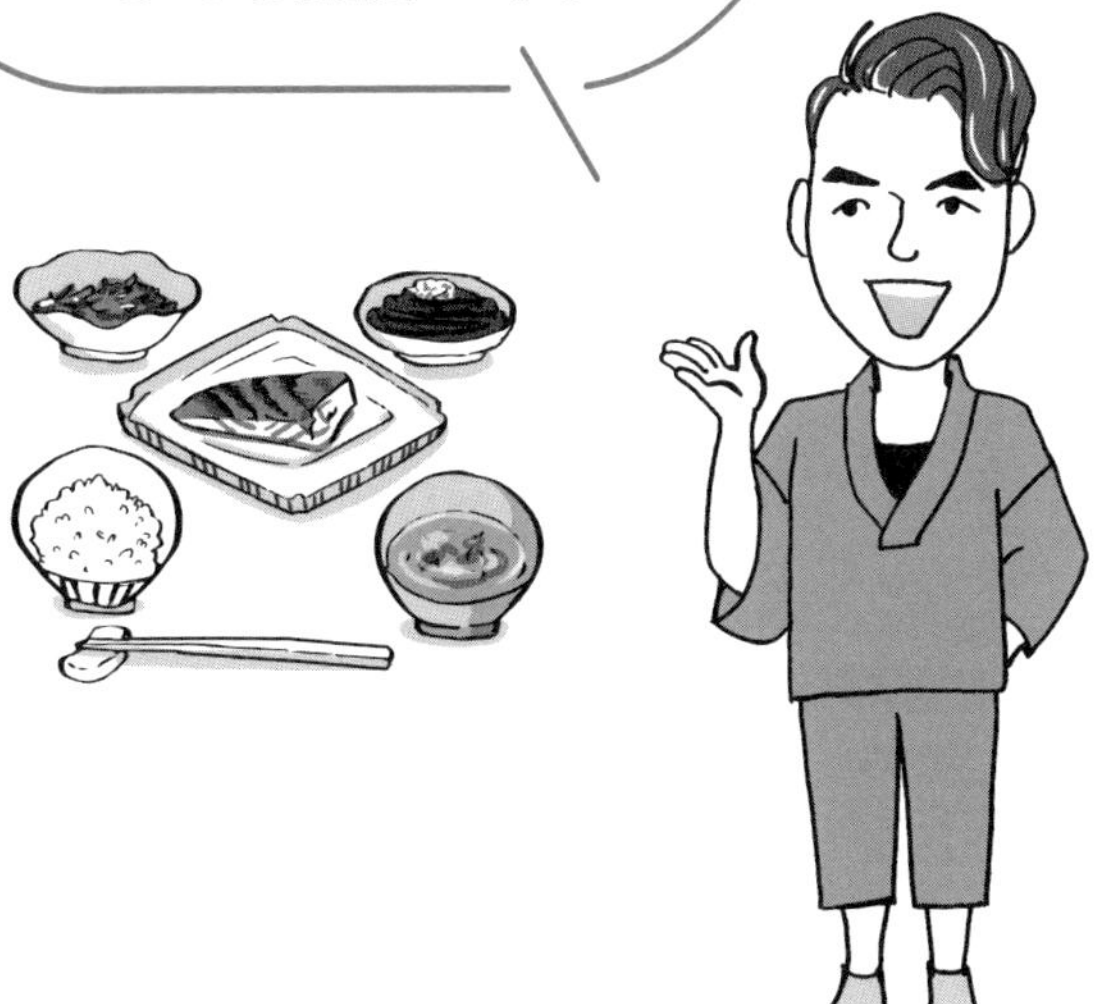

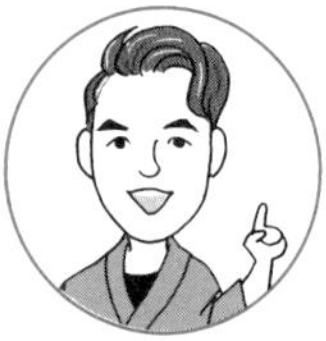

ふわふわめまいを悪化させる食事のNG

× 朝食や昼食を摂らない or 控え過ぎる

エネルギーや栄養素が不足する。
お菓子などの食べ過ぎを誘発する

× 必要な栄養素が含まれていない高カロリーなお菓子を日常的に食べる

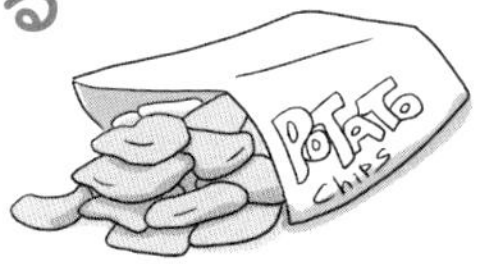

× 食べ過ぎ

肥満は骨盤底筋を衰えさせて下半身の血行を悪くする

× 食品添加物、化学調味料

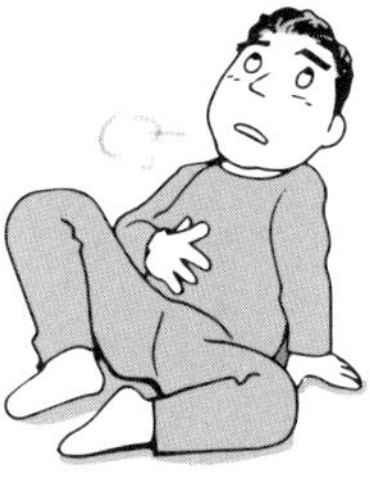

食品添加物は、原材料一覧のスラッシュ以降に記載されているので要チェック

× 低糖質ダイエット

エネルギー不足は、低体温や血行悪化の原因となる

× 砂糖や白米などの多糖類の摂り過ぎ

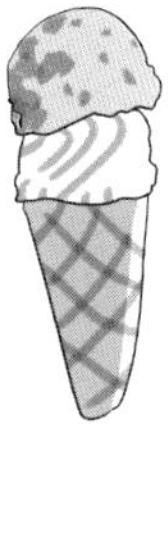

エネルギーになりにくく、血糖値は急上昇する

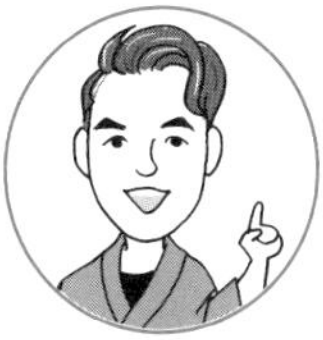

ふわふわめまいを改善する食事のポイント

○ 栄養バランスのよい食事を摂る

体によいと聞いたからといって、特定の栄養素ばかりを
集中して摂るのではなく、さまざまな
栄養素をバランスよく摂ることが重要

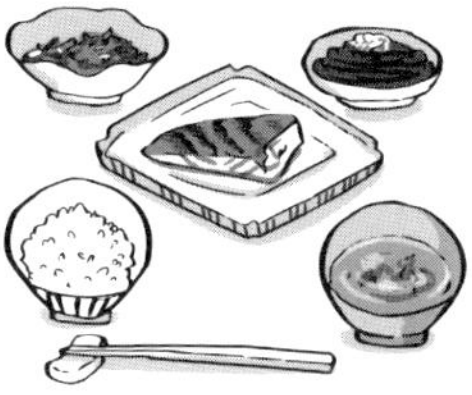

○ 一汁三菜《いちじゅうさんさい》がベスト

主食ではエネルギー源である糖質をよく噛んで食べる
ようにし、主菜では新しい細胞を作る原料となる
たんぱく質、副菜や汁ものではビタミンやミネラル、
食物繊維をしっかり摂る

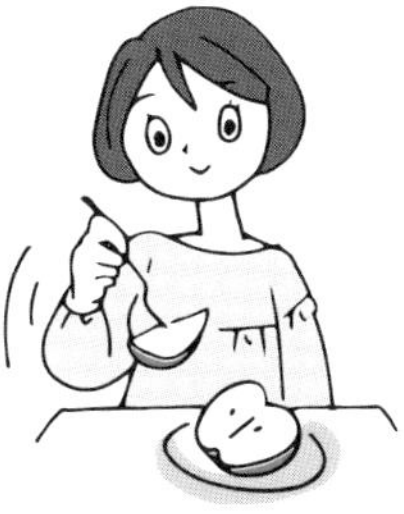

○ 旬の完熟フルーツを摂る

オーガニックであればなおよい。
栄養豊富な完熟のもので、良質の糖質、
ビタミン、ミネラルを摂取する

○ お菓子やスイーツなどは非日常の楽しみとして、少量食べる程度にする

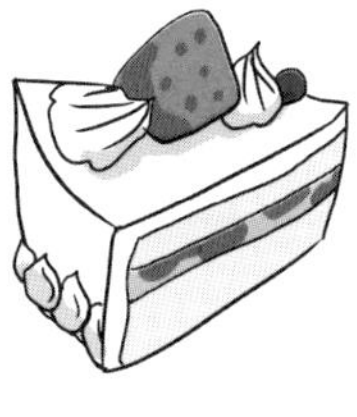

［おまけ］めまいに効く！
お灸の３つのツボ

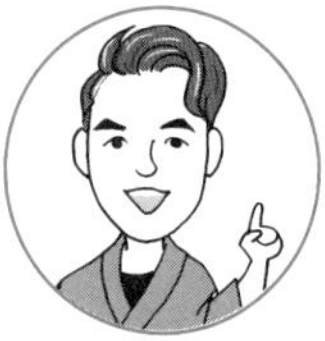

三陰交《さんいんこう》

内側のくるぶしから、指４本分上のあたりの赤点のあたりにある

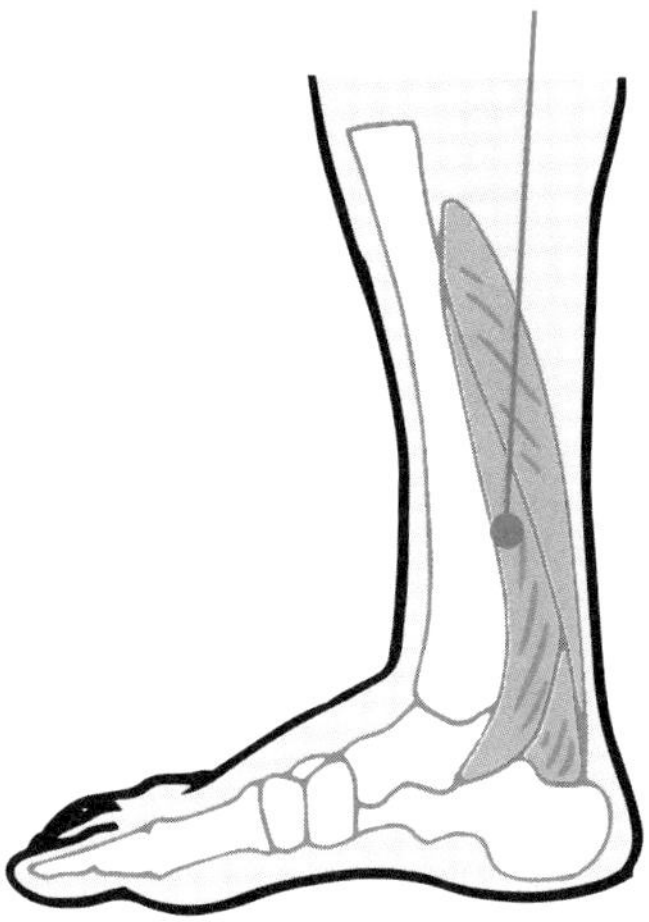

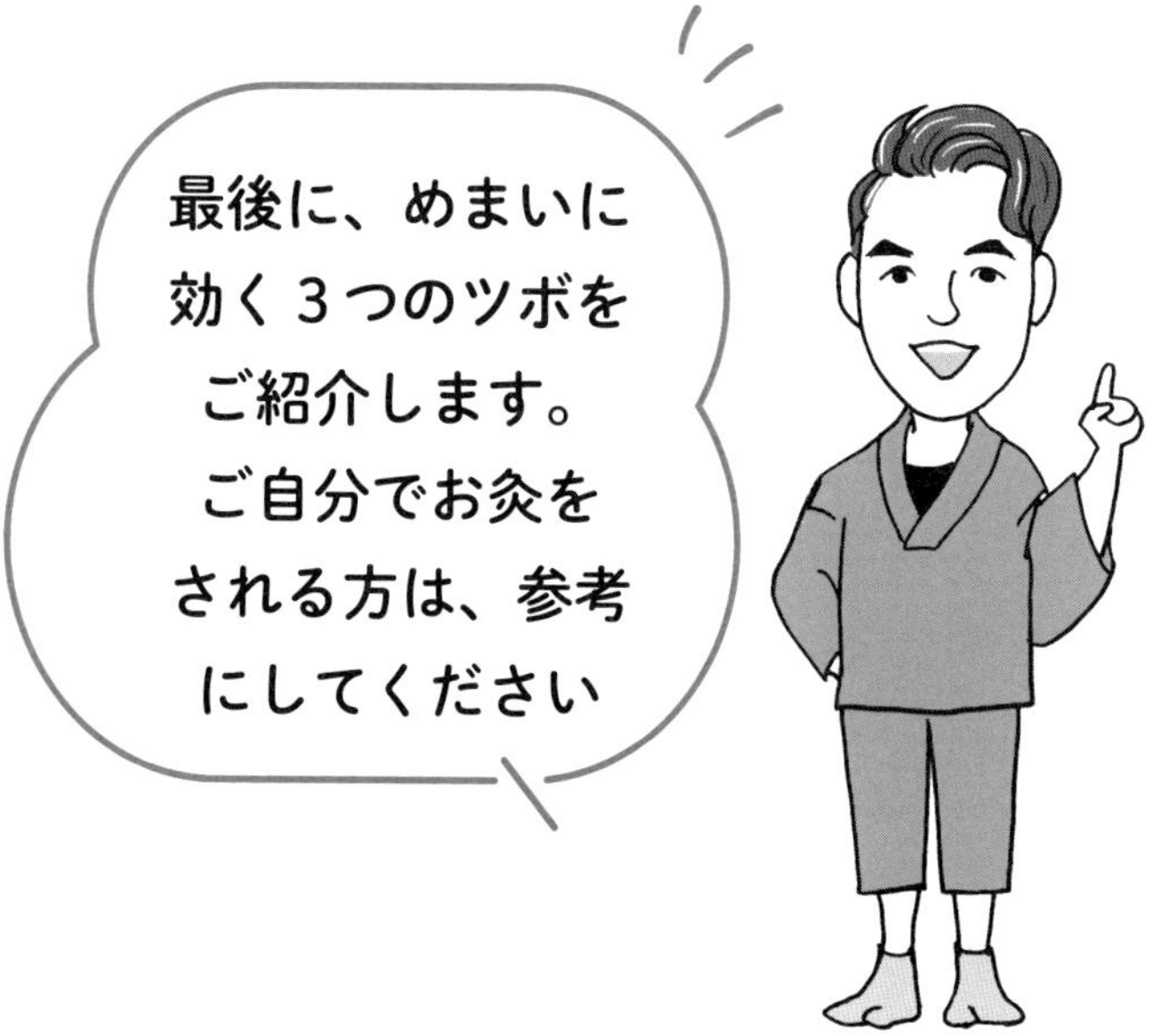
最後に、めまいに効く３つのツボをご紹介します。ご自分でお灸をされる方は、参考にしてください

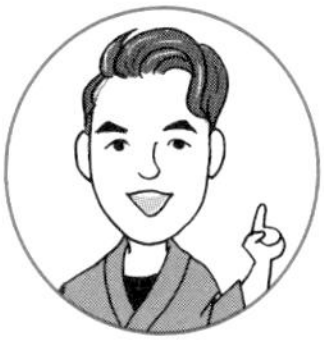

太衝《たいしょう》

足の甲側の親指と人差し指の間で、やや人差し指側の赤点のあたりにある

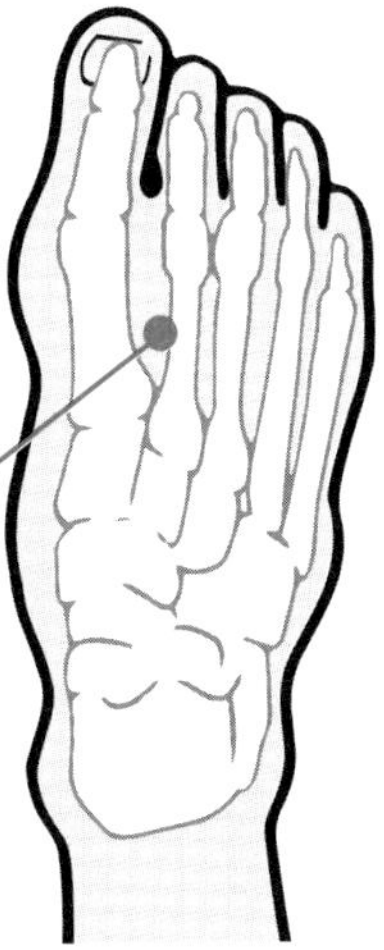

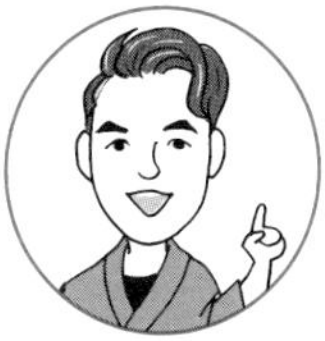

合谷

詳細は 78 ～ 81 ページ参照

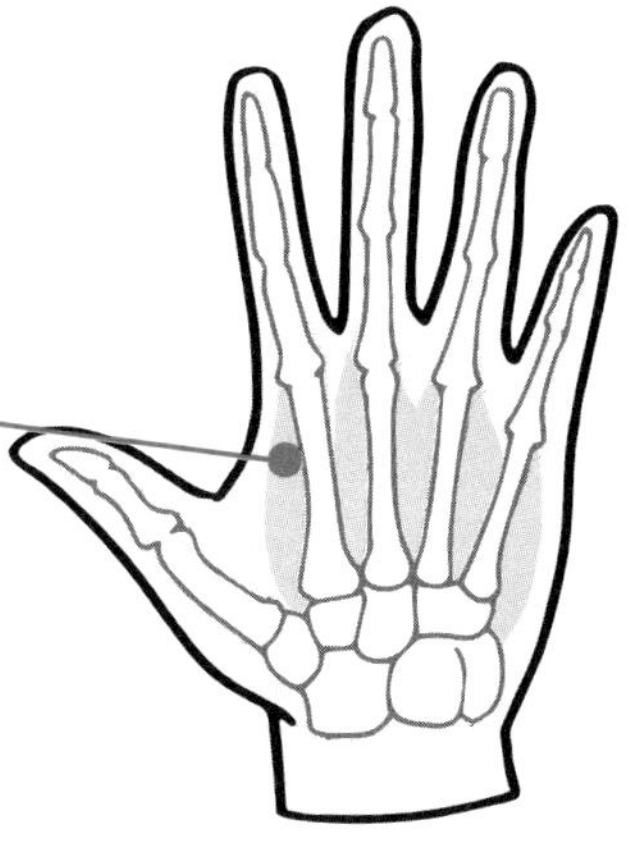

お灸の注意点

お灸は「温かい」程度で、おこなうものです。皮膚に焼け焦げがつくのは、あきらかに火傷です。「温かい」状態を過ぎると、チカッと刺激があり、その後は火傷が進みます。チカッとしたらやめましょう。

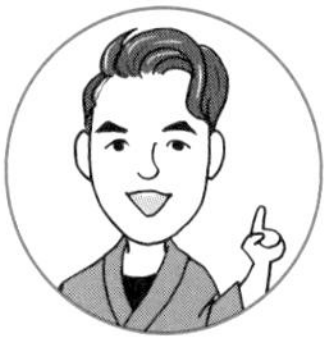

ふわふわめまいを改善する
1日のモデルスケジュール

6:00　起床
6:15〜6:30　ウォーキング
6:30　骨盤呼吸（56〜61ページ参照）
6:45　朝食

12:00　昼食
12:45　骨盤呼吸

15:00〜15:15　ウォーキング（軽い運動）

19:30　夕食
22:00　入浴
※入浴中に足首回し＆
ふくらはぎもみ（66〜69ページ参照）
22:45　骨盤呼吸
23:00　就寝

おわりに

ふわふわめまいを克服し、心身の自由を手にしたあなたへ。

めまいの症状によってあきらめていたこと、また奪われていたささやかな幸福をこれから取り戻して、ぜひ楽しい人生を謳歌《おうか》してください。

そのお手伝いが少しでもできたのであれば、私は幸せに思います。


なかなかゴールを迎えられないあなたへ。

ふわふわめまいが治らず、いまも苦しい日々を送られていると思いますが、完治することにこだわる必要はありません。

ぜひ一度、「病気を治したい」というこだわりを捨てて、今、目の前に「あるもの」にフォーカスしてみてください。

安心できる家があり、家族がいる、そうではない人も、例えば、おいしく食事ができる、温かいお風呂に入れる、そんな小さなことでもいいので、感謝してみましょう。

私自身、目の難病を抱えていますが、自分を必要としてくれる患者さんがいて、鍼治療だけでなく、YouTubeチャンネルもおかげさまで登録者数1万人を超え、私の発信により多くの人に貢献することができていると実感しています。

もちろん、目が不自由であることで、大変なことは多かったと思います。ただ、私は今あるもの、今できることにフォーカスし続けたことで、やりたいことができている今にとても感謝していますし、そんな毎日はとても幸せです。

例え完治はしなくても、幸福に生きる方法は必ずあります。そして、気付いたときには、症状改善の追い風が吹いてくるのです。

あなたはあなたのペースで、一緒に幸せへの道を進みましょう。

2023年12月31日　大みそかの夜に

小塚 高文

小塚 高文（こづか たかふみ）

鍼灸ＴＡＫＡ院長。鍼灸師・按摩指圧マッサージ師。月間６００人が訪れる予約が取れない人気鍼灸院を経営。めまいなどの自律神経症状・パニック障害・不安を専門に扱う。Google 口コミ１００件以上。

１９８８年愛知県名古屋市生まれ、愛知県立千種高校卒。東京農業大学農学科卒業後、政府系金融機関・日本政策金融公庫に就職するも、25歳の時に10万人に１人の難病指定錐体ジストロフィーを両目に発症し失職。治療法がない中、偶然出会った鍼灸治療により希望を取り戻す。この経験から、自身の難病のように、病院では『治療法がない』、もしくは『原因不明』や『異常なし』と言われ、途方に暮れている方の力になりたいと思い、治療家の道を志す。

多くの患者さんを施術する中で、不安障害やパニック障害の方の共通点が『こだわり』と『呼吸』だと気付き、根本解決できる治療が可能に。10年以上パニック障害で苦しんでいた方は3か月で改善、病院で治療困難と言われた方は１か月で改善、また薬漬けの方が１か月で脱薬に成功するなど、短期間で絶対的な効果が出たと喜びの声が多数寄せられている。

自身のYouTubeチャンネルにて、めまい・パニック障害の人向けにセルフケアや、日常生活に関するアドバイスも積極的に行う。また、調香師田代はなよ氏に師事し、本場フランスの調香技術と香りの専門知識を学ぶ。国境を越えて治療に取り組み、治療法がなく絶望の渦中にいる世界中の方々に、「なんとかなる！」という希望を与えることをミッションとする。著書に『パニックくんと不安くん』（自由国民社）がある。

鍼灸ＴＡＫＡ　http://www.shinkyu-TAKA.jp/greeting

自律神経整えチャンネル　鍼灸ＴＡＫＡ

https://youtube.com/channel/UCxtzNoilgYss7SFyX2lY-Bw

※下のＱＲコードからもアクセスできます

ふわふわめまいを自分《じぶん》で治《なお》す本《ほん》

二〇二四年（令和六年）三月十五日　初版第一刷発行
二〇二四年（令和六年）十二月四日　初版第五刷発行

著　者　小塚 高文
発行者　石井 悟
発行所　株式会社自由国民社
東京都豊島区高田三―一〇―一一　〒一七一―〇〇三三
電話〇三―六二三三―〇七八一（代表）
造　本　JK
印刷所　大日本印刷株式会社
製本所　新風製本株式会社

Special Thanks to:

編集協力
西田 貴史(manic)
小塚 淳美

イラストレーション
MICANO

P39&P53 頭寒足熱とのぼせ
おおしま／PIXTA(ピクスタ)
P7&P75 冷却ジェルシート
sh240／PIXTA(ピクスタ)
P7&P75 保冷剤
sh240／PIXTA(ピクスタ)
P77 カイロ
mako／PIXTA(ピクスタ)